腸内細菌はすごい！

健康長寿の最大兵器

土壌・細菌研究家
佐々木 淳

ロング新書

はじめに

最近、巷では「腸内細菌」、「腸内細菌」と騒がれて大人気です。

誰に聞いても腸内細菌は大事だと言います。

そこで大事だと言っている人に「それでは、その大事な腸内細菌は腸で何をしているのですか？」と質問をすると、ほとんどの人が答えられません。これを読んでいるあなたも、腸内細菌は大事だと考えているから読んでいるのでしょう。

あなたは腸内細菌が腸で何をしているか知っていますか？

あなたもよくわからないはずです。

知らないのには理由があります。

日本の教育は、上から言われたことを疑わず素直に受け入れるという管理教育なので、疑いも考えもせず受け入れてしまいます。

管理教育とは工場のラインのように、言われたことに文句を言わずキッチリできれば、品質の優れた製品が出来上がるという教育で、大量生産時代には日本の製品はそれで世界を席巻してきました。

しかし、今は少量多品種の時代で、製品の機能やその面白さや便利さで売らなければならないので、アイデアが必要です。

日本の教育では、人と違うことを考えるということを否定してきたので、世界に先駆けて面白い商品を作っていくことがなくなってきました。

だから日本のメーカーではなく、ＧＡＦＡなどの海外のメーカーが世界に出てきているのです。

腸内細菌とは少し話がずれてしまいましたが、要するに腸内細菌が大事と言われれば、簡単に大事大事と思ってしまうのです。

何をしているかも知らずに、偉い先生がテレビで言えば簡単に信じてしまうのです。もし、その偉い先生の言っていることが間違っていて、健康に良いと思って実行していることが実は健康を害することだとしたら、恐ろしいことだとは思いませんか。

今はインターネットでいろいろな情報が入ってきます。いろいろなことを調べることができます。しかしその情報でさえも、本当かどうかはわかりません。たくさんある情報の中から自分で考え、正しいことを見つけていく、自分の考えで取捨選択していくことが大切で必要なことです。

私も二〇年近く腸内細菌のことを研究してきました。

そうすると、今、言われていることと全く逆のことであったり、間違っていたりということが多くありました。

皆さんには、この本に書いてあることも疑ってかかって、自分の頭で考えてみることをお勧めします。（本文のQRコードをスマホで読み取ると関連の映像を見ることができます）

佐々木 淳

目次

二章　この細菌とは一体何か

三章　細菌の歴史は三八億年前

四章　腸内細菌と土壌細菌は一緒！

五章　腸内細菌を殺す日本の食は安全ではない

六章　腸内細菌のバランスの乱れが病気をつくる

七章　細菌だらけが健康にいい！

八章　土壌細菌を飲み始めてどんどん改善したこと

九章　人は自然に学べ

一章　私が出会った　この細菌はすごい！

腸内細菌は人が生きていくために必要な物質、アミノ酸、ビタミン、ドーパミン、セロトニンを作っている

大事大事と言われているのに、腸内細菌がお腹の中で何をしているのか、ほとんどの方は知らないでしょう。

腸内細菌の研究で有名な東大名誉教授の光岡知足先生という偉い先生が発表しています。

腸内細菌は宿主のために腸に棲み着いていて、宿主が食べたものから、その宿主に必要なアミノ酸、ビタミン、免疫刺激物を作っています。

また腸管にバリアを張り巡らし、病原性の細菌の侵入を防いでいるとも言っています。

今では、免疫の七〇%は腸内細菌が関係していて、またあらゆる酵素、ホルモ

ンをはじめドーパミンやセロトニンなどの脳で使われる「幸せ物質」も、身体を駆け巡る伝達物質の材料は腸内細菌が作っているということがわかっています。

幸せを感じるのも腸内細菌がいないとできないのです。もっとも腸内細菌がいないと生命維持もできないわけですから、生きていくことができません。

えーッ!!

自分一人で生きてきたと思っていたのに、腸が、食べた食物からチューチュー栄養を吸収していたと思っていたのに、私たちが生きていくために必要な物質を腸内細菌が作っているとは驚きです。

この腸と腸内細菌の関係は、植物の根と土壌細菌の関係と似ています。

土壌中にいる細菌たちは、土壌中の有機物をミネラルまで分解して、根っこが土壌細菌の作ってくれたミネラルを吸って成長する。

腸が根っこだとしたら、腸内が土壌で細菌たちが棲み着いていて、口から入ってくる有機物を分解し、それを腸が吸収するのと同じ仕組みだということですね。

こんな大事なこと、なぜ皆さんは知らないのでしょう。不思議ではないですか？そのことは後でお話しすることとして。

まず、なぜ私が腸内細菌に興味を持つようになったのか、から説明いたしましょう。

鶏糞の臭いがなくなった

私、本来の仕事は映像の制作でした。バブル真っ盛りの時はコマーシャルを作り、世界中で撮影を行っていました。バブル崩壊後は、映像を駆使した、いわゆるマルチメディアのコンテンツ制作を行っていました。

旅行会社向けのＤＶＤ営業ツールの制作で、ラスベガスで撮影している時に、「腸内細菌」に出会う話がきたのです。

一九九九年の一一月、取材で岐阜県伊自良村《いじらむら》（今は山県市）に行きました。伊自良村は岐阜市より北の山側に一歩入ったところで、養鶏場がたくさんあります。

取材目的は、臭いの問題です。ご存知の通り、養鶏場があるとその周辺は、アンモニアの臭いでとても臭く、その臭いにハエも集まり大問題です。

取材に行った時期も一一月だというのにハエがいて、車のボンネットが暖かいのでハエが集まり、ドアを開けると暖かい車内にあっという間に入り込んできたほどです。とにかく臭いのとハエの問題で周辺地域からの苦情もあり、臭いを除去するための技術が集められていました。

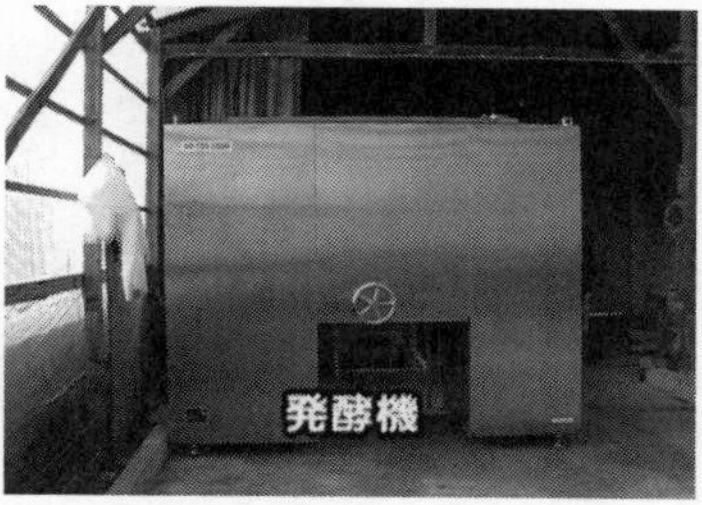

そこで行われていた臭い除去の方法のほとんどは、鶏糞の臭いを取り、有効活用するというもので、大半が鶏糞を発酵させて肥料にしようというものでした。

鶏糞を発酵させて肥料にするためには、「乳酸菌」が良いということで、発酵機に鶏糞と乳酸菌を入れて発酵させます。

ところが乳酸菌は嫌気発酵といって、どちらかというと腐敗発酵に近いので、鶏糞を乳酸発酵させると、とてつもなく臭いのです。

鶏糞そのものの臭いの方が、まだましなのではないかと思うくらいでした。

各養鶏場に発酵機があり、皆とてつもなく嫌な臭いを発しているのです。

ところが、その中の一つの養鶏場だけアンモニアの臭いが取れていたのです。

そこでは、発酵機に鶏糞を入れ、「ある細菌」を入れて二四時間発酵させます。次の日に行ってみると、発酵機の中からサラサラの鶏糞が出てくるのです。

なぜかここだけアンモニアの臭いはありません。鶏糞と一緒に投入している細菌が乳酸菌とは違うようです。

野菜農家の方もいたので話を聞いてみると、鶏糞は、肥料としては非常に使いづらいということでした。

鶏の餌に塩分が〇・八％入っているので、鶏糞になるときは一％ほどの塩分濃度（土壌では塩分濃度が〇・一％以下でないと植物は育ちにくい）になり、さらに、鶏糞はアルカリ性（ほとんどの作物は弱酸性の土壌を好む）部分が多いということです。

ところが、「この細菌」で二四時間発酵させた鶏糞は、肥料の検査所に持っていくと完熟（有機物が無機化されている）に近く、塩分もなく弱酸性になっていて、リン（植物の三大栄養素の一つ）が素晴らしく、肥料として最高に良いということなのです。

実際に農協やホームセンターで販売されている鶏糞肥料は、水をかけるとアンモニアの臭いが出て生の鶏糞に近く、下手に使うと根っこをいためるということです。

ところがここでできた鶏糞肥料は違うというのです。

http://www.youtube.com/watch?v=bVRBk0ixNjI

根っこがすごい、美味しい野菜を作る鶏糞肥料

この鶏糞肥料を使って、近くの畑で白菜を作っているので、見に行きました。まず化学肥料の白菜を見ました。白菜を引き抜くと、情けない土色の弱々しい根っこが出てきました。

今度は、その鶏糞肥料で作った白菜です。引き抜くと……なかなか抜けません。やっと引き抜くと、太い真っ白な主根と土をごっそりくわえた毛根が現れました。

白菜も一回り大きいのです。夜にこの白菜を鍋にして食べるというので、化学肥料の白菜とこの肥料の白菜を生で食べ比べてみました。

化学肥料の白菜は、いつも食べている白菜と変わりないのですが、その鶏糞肥料の白菜をかじった瞬間、甘みがあるのと白菜の味が濃いのとで野菜の美味しさが格段に違うのです。

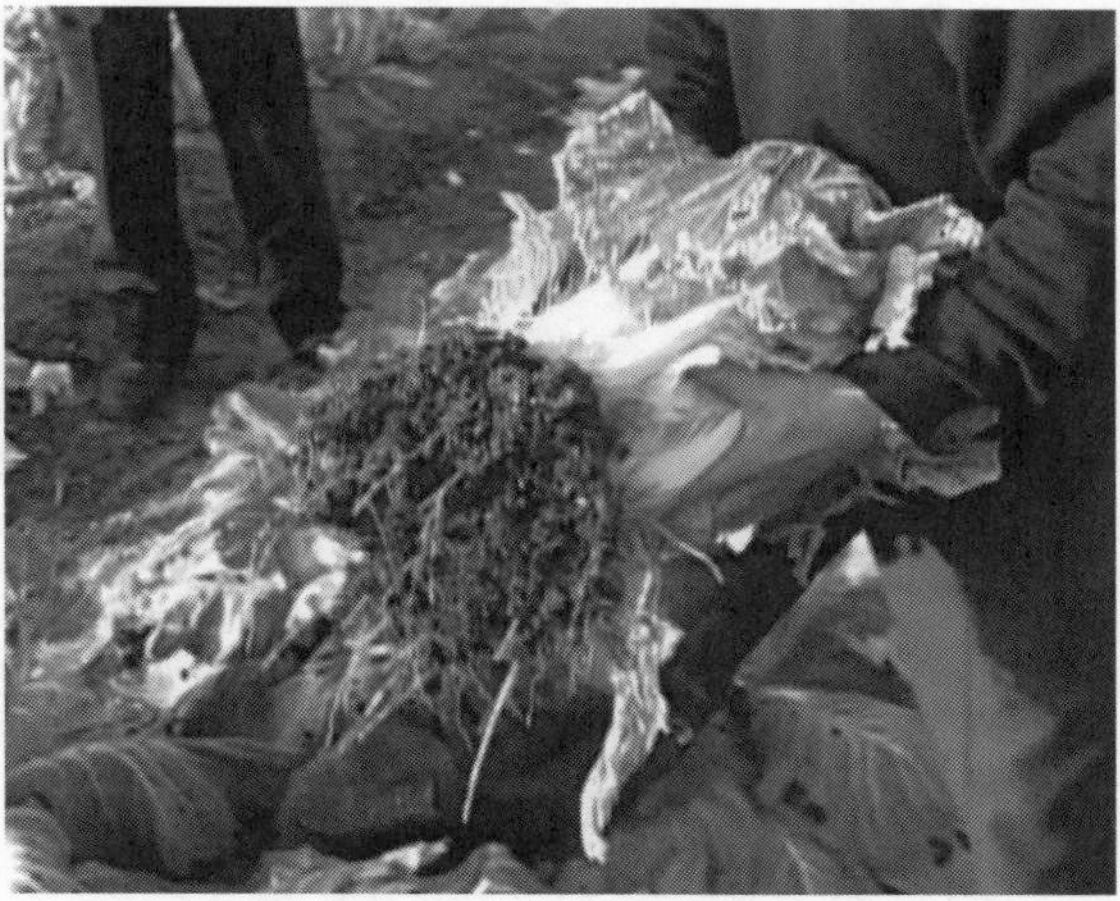

この鶏糞肥料が作った、なかなか抜けない白菜の根

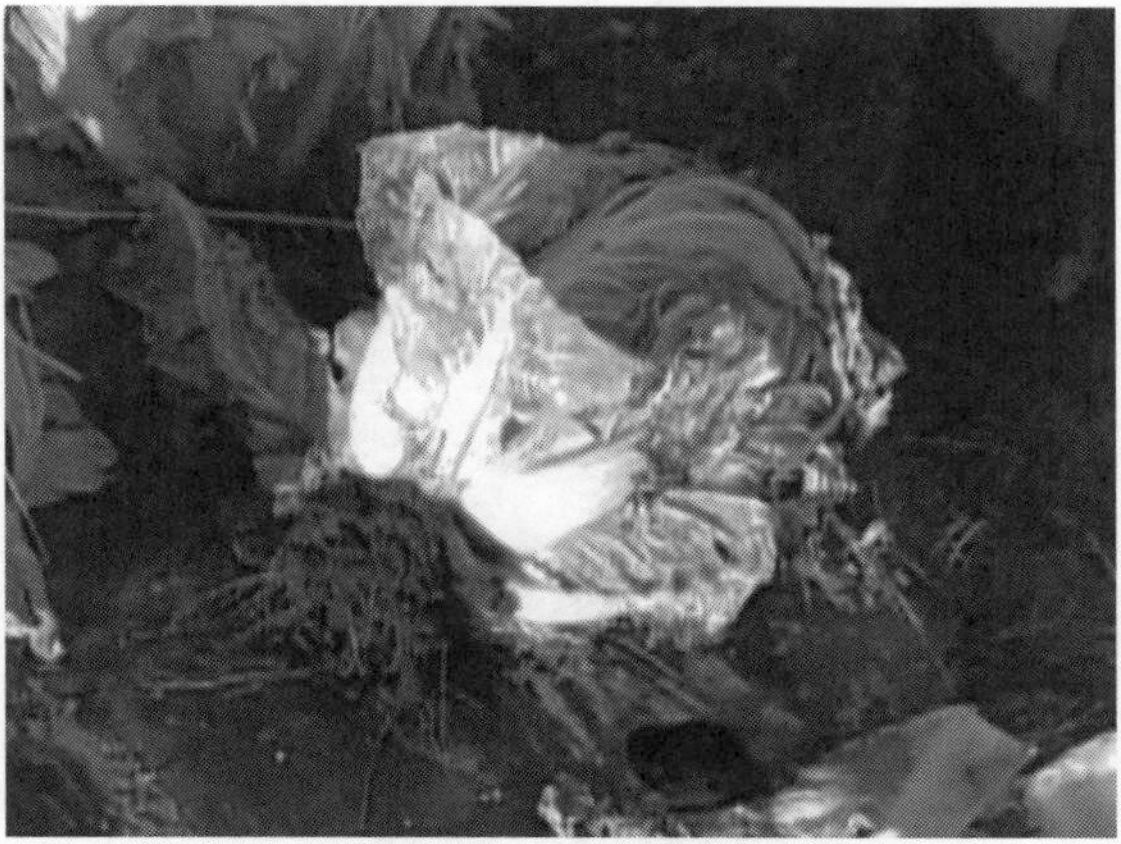

化学肥料で作った情けないほどの根の白菜

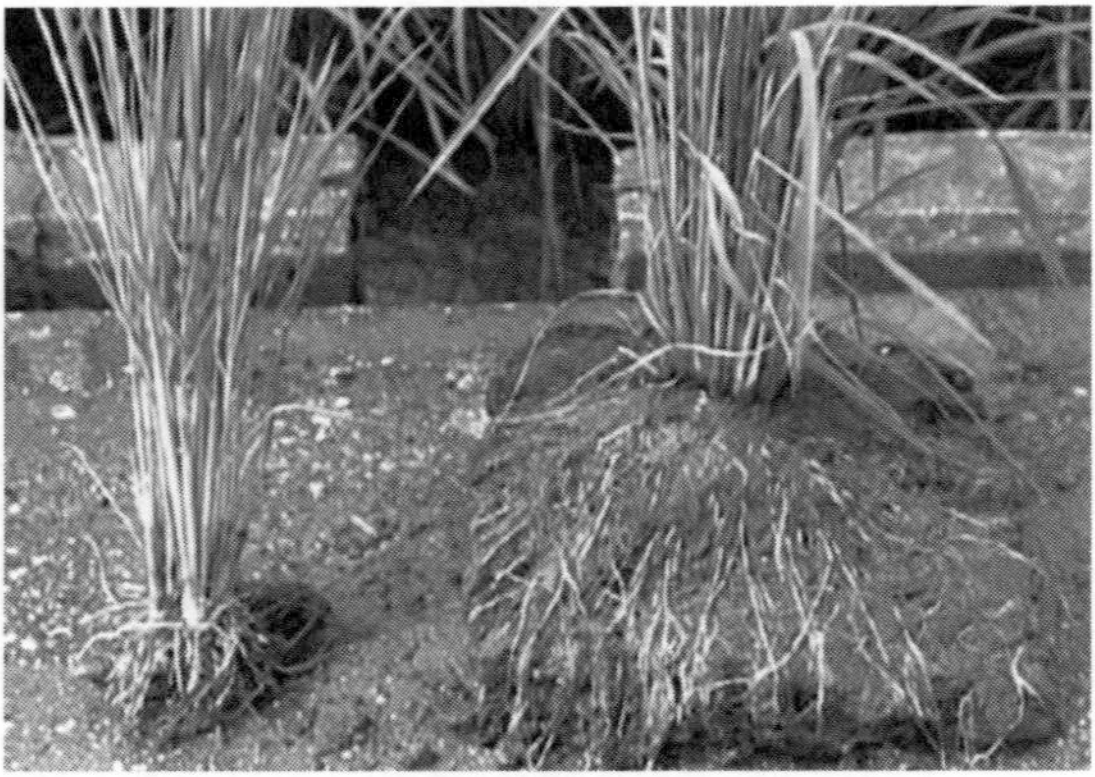

この肥料で作ったこんな美味しい野菜は毎日食べたいと思いました。のちにこの肥料で作ったお米を食べることになるのですが、口に入れた途端、横っ面をひっぱたかれたような衝撃を受けたのです。美味しいのです。誰に食べさせても、みんな驚いていました。

http://www.youtube.com/watch?v=SE8gSv-TYiE

牧場の牛が痔になる⁉

白菜を食べた次の日に今度は牛舎に行きました。そこで驚くべき事実を知ることになり、私の人生が一変することになります。

牛舎はとても臭いはずですが、そこの牛舎はそれほど臭くありません。なぜなのか聞くと、抗生物質やその他の薬剤を与えず、「オカラをその細菌で発酵させた発酵オカラ」を食べさせているというのです。

さらに、話によると飼育されている牛は痔になりやすいというのです。そのような事実はネットでも出てきます。

なぜ牛が痔になるのか聞いてみると、抗生物質などを投与するので、腸内細菌が殺され、お腹の中で腸内細菌のバランスが偏《かたよ》り、偏った発酵＝腐敗発酵が原因だというのです。

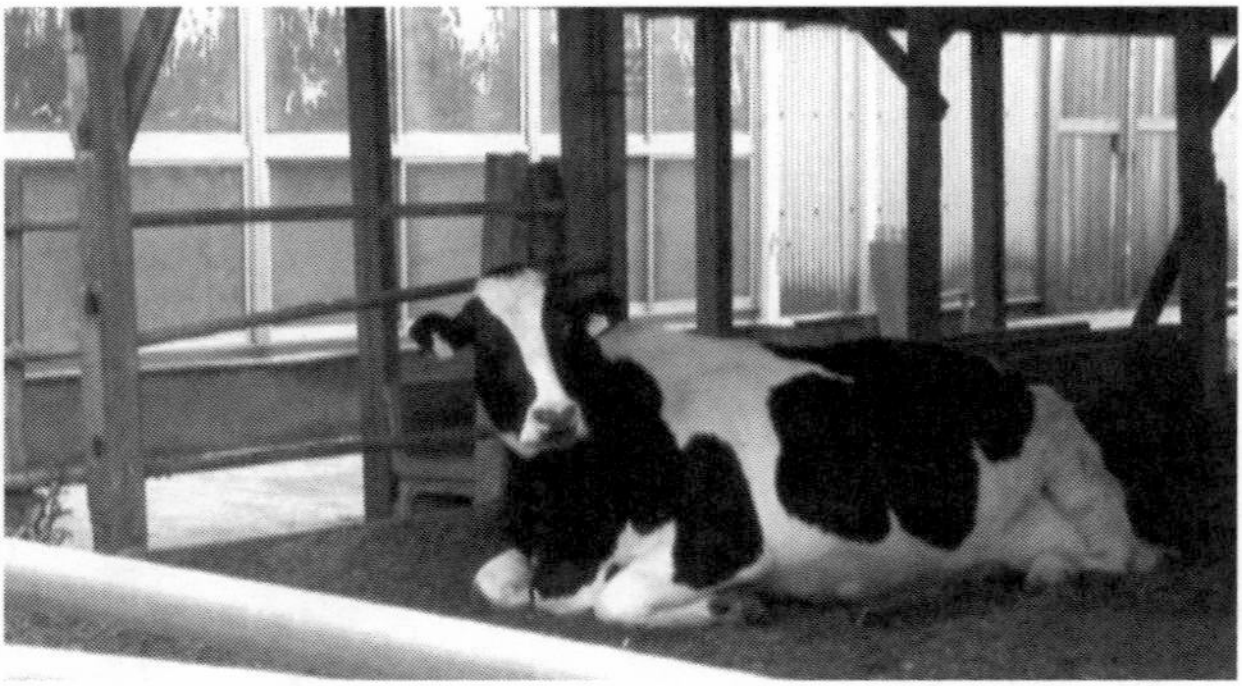

毎日お尻の穴から腐敗したものが出てくるので牛舎は臭くなるというのです。さらに未消化の固いものがウンチに混じって、お尻から出るときに肛門を傷つけたり、大きなウンチをして肛門が裂ける。そこを毎日腐ったウンチが通るので、悪い細菌におかされて、膿んだり腫れたりするのだそうです。

それが、この細菌で発酵させたオカラをほんの少し毎日食べさせれば治るというのです。

なんとラッキーなことでしょう。

私が三〇年連れ添った痔の出血が三日目に止まる！

私は痔でした。

それも三〇年も連れ添い、今では痔瘻《じろう》にまで進行し、血管も穴が空き、毎日大出血して痔の出血多量で死ぬのではないかと思っているときでした。

痔の手術も考えましたが、した人に聞いてみると、手術をしてもまた痔になるというのです。手術を繰り返して、お尻の穴がなくなって人工肛門をつけている人もいました。

人工肛門をつけている自分を想像して、悩んでいたのでした。そんなときに牛の痔が治るという話を聞いたのです。

すぐさま私はお願いして、その牛用の補助飼料の「発酵オカラ」をいただくことができました。

私は、三〇年も痔を病んでいましたから、あらゆる薬を試しておりました。排便後、痔が悪化して、痛くて寝ても立ってもいられなくなると、炎症を抑え痛みを抑える効果のある座薬を詰めます。いつ痛くなるかわからないので、座薬は冷蔵庫にストックしてありました（冷蔵庫で保管するのがいいのかはわかりません。温かくなると溶けそうなので、いつでも使えるように冷蔵庫に入れておいたのです)。

お尻に詰めた途端、痛みが治まるわけではありません。一週間ぐらいのうちに痛みが治まっていくのです。今思い出しても大変なものでした。

早速、毎晩食事の後に「発酵オカラ」を小さじ¼ほど飲みました。

すると驚いたことに三日目には、出血が止まったのです。今まであれほど臭かったウンチが、多分腐敗していたウンチの臭いが「ほのかな香り」に変わっていくのです。

さらに、普通はウンチをするのが恐怖で嫌なのに、発酵オカラを食べ始めてからは、ウンチが患部を通るたびにお尻がズンズンと軽くなっていくのがわかるのです。

ウンチが「薬」?という感じです。

私のウンチはさらに変化していきます。水に浮き、黄色くなっていったのです。

なんと発酵オカラを飲み始めて一カ月後には痔瘻が治ってしまったのです。

それ以来、二〇年間、痔は出てきません。完治してしまいました。

痔のお友達はたくさんいるので（日本人の三人に一人は痔主、と言われています）、みんなに飲んでもらうと、みんな治ってしまいます。

ただし、毎日お酒をたくさん飲んでいる人は、治りませんでした。これにはちゃんとした理由があります。

痔は不治の病と言われています。ウンチが腐っているから痔になるとは思ってもみませんでした。

中学二年生の時にサッカー部で、部活終了後にコンクリートの上に座って冷えたから、痔になったと思っていました。

それが、三〇年も経って、ウンチが腐っているから痔になるとは……。

そもそも何でウンチが腐るんだろう。牛の場合、抗生物質を飲んでウンチが腐るというのは訳がわかりません。私のウンチはなんで腐ったのでしょう?

イワナが四年間生き続けた渓流水槽のしかけ

実は、この細菌がやれることはこれだけではありません。臭いをなくすということは、有機物を腐敗させないで、無機化するということです。

川で説明すると、川で魚がウンチをしたり、死んだりします。川には、細菌たちがいっぱいいるので、ウンチや魚の死体が分解され、無機化されて臭わなくなります。

一方、臭い川はコンクリで護岸され、細菌たちの住みかがないような川です。細菌たちが少ないので、流れてくる有機物を分解できずに、無機化されません。有機物が残り、栄養たっぷりの川になります。この有機物が腐敗するから臭

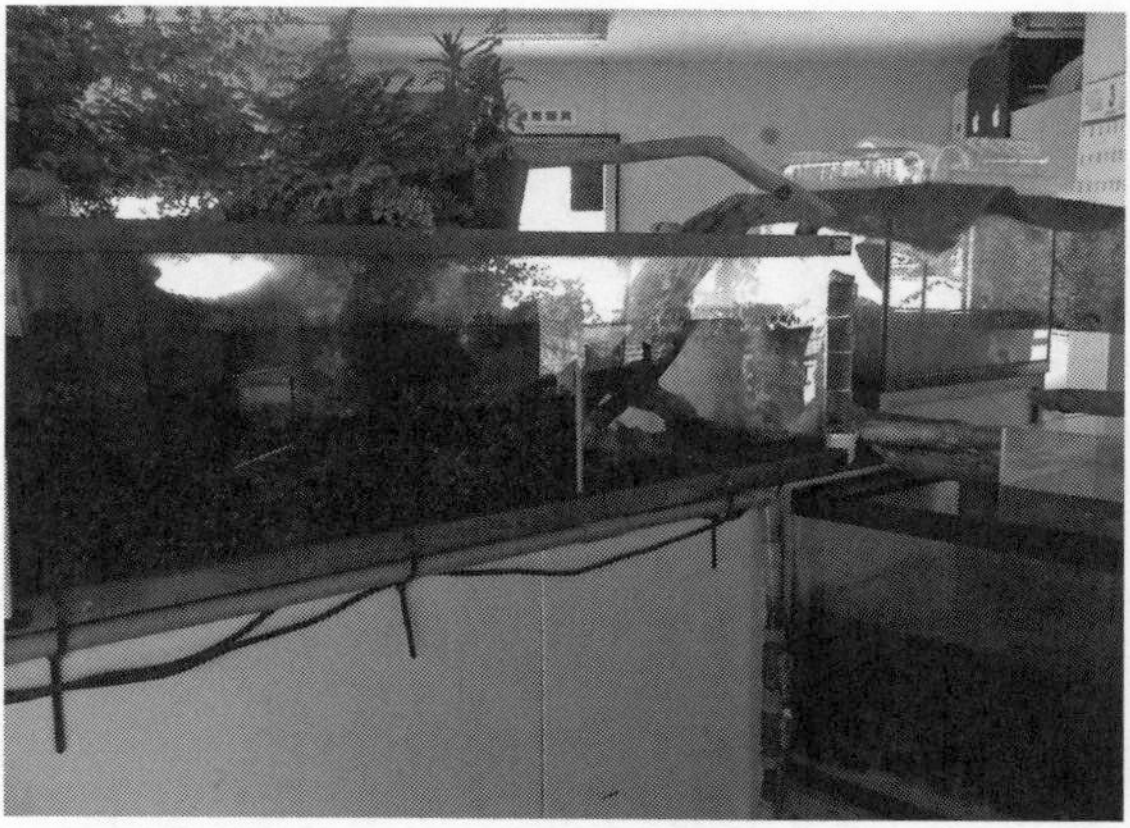

私のオフィスに作ったイワナの渓流水槽

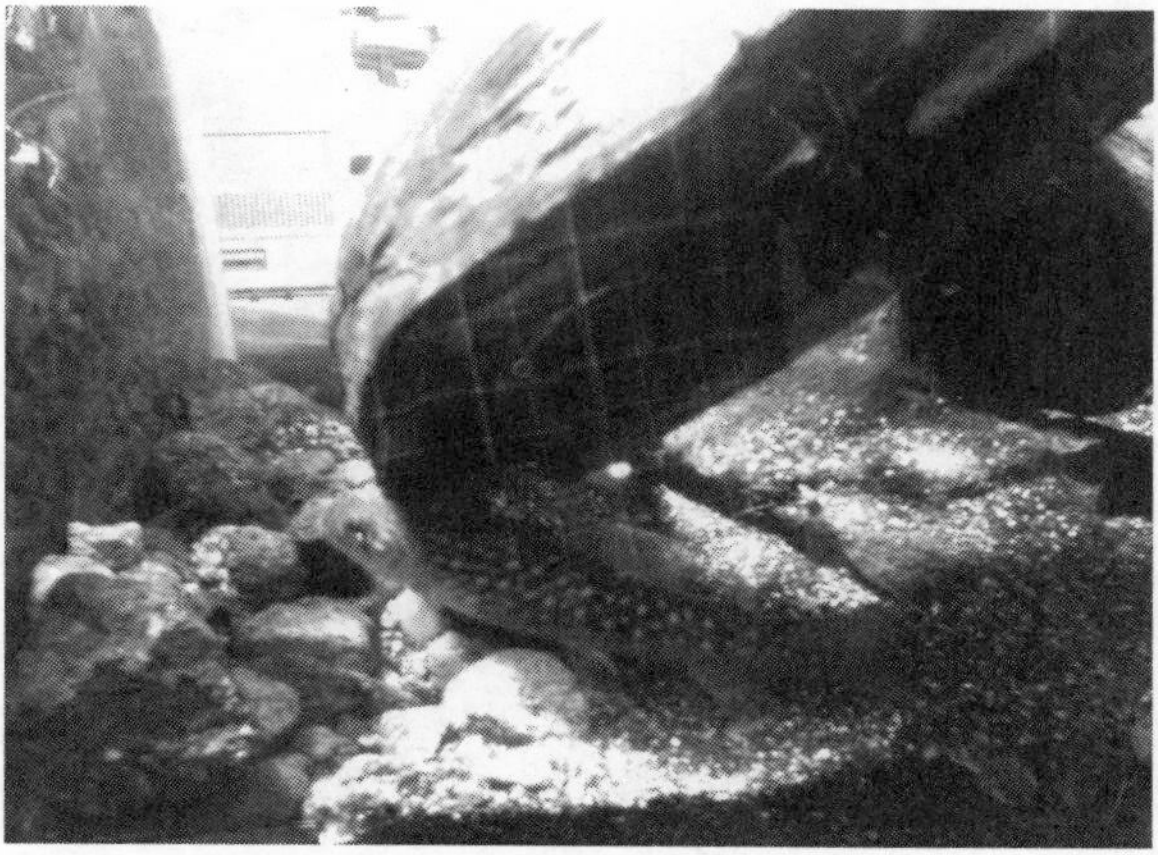

いのです。これを富栄養化と言います。こういう川は臭いのです。

鶏糞の臭いがなくなるということは、この細菌は有機物を無機化するのが得意なのだということに気がつきました。

そこで自分のオフィスで水槽を作り、実験することにしました。それも水がとてもきれいに保てないと意味のない渓流水槽を作り、そこでイワナを飼おうというのです。

一m八〇cmの幅の水槽を二つに分けるため仕切りを入れて、片方に細かい石を水面から出るぐらいまで入れ、観葉植物を植えます。

片方には砂を一〇cmの深さまで入れます。水を循環させて植物のある方から、ない方に水が落ち込むようにした水槽で、一〇cmぐらいのイワナを入れて育てることにしました。

ここに発酵オカラを投入します。水は蒸発するので、随時足してやります。

時々発酵オカラを投入してやりました。四年間その水槽でイワナは生き続け、最終的には尺イワナにまで成長しました。

イワナと共に観葉植物（アジャンタム）も成長して、切っても切ってもどんどん生えてきます。自然の循環がここで行われているようです。

イワナの食べカスや、ウンチが細菌によって無機化され植物の栄養になっているようです。アジャンタムの根っこが水槽の下の方まで伸びているのが見えます。

夏でも水槽は臭くありません。ウンチや食べカスが細菌たちによって無機化されなければ、臭いを発するはずです。

この細菌は、自然の循環を見事に再現してくれる細菌だということがわかりました。

イワナが餌を食べる↓ウンチをする↓細菌たちが分解してミネラルを作る↓植物の栄養になる――この循環でした。

六年間、水を交換せず臭わなかった亀の水槽

亀を飼ったことのある人はわかると思いますが、亀はすごく臭いので、二日に一回は水を交換しなければなりません。水をしょっちゅう変えなければならないので、水槽には賑わしに石ころを二〜三個入れる程度です。

私は六〇cm四方の、高さ四五cmの水槽に、やはり一〇cmほど砂を敷き、水を循環させます。そして発酵オカラを時々入れます。

そこにカブトニオイガメを二匹入れました。水は交換しません。六年間水を交換せず、水槽も洗わなくても臭わず、亀の皮膚も綺麗なままで病気もせず、時々卵も生んでいました。

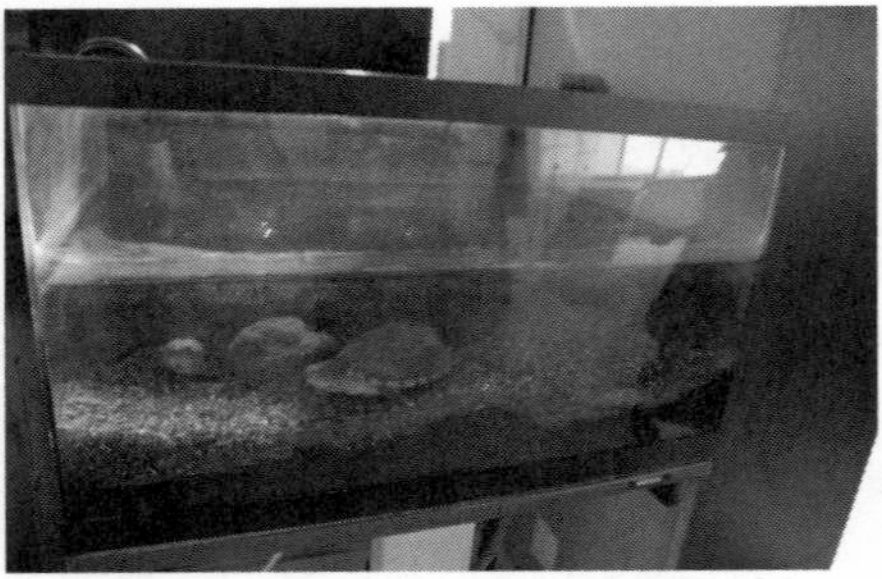
カブトニオイガメの臭わない水槽

たまたまペットショップの人が見にきましたが、その水槽から一時間離れませんでした。

水槽の後ろを見たり下をのぞいたり、何か仕掛けがないか見ていましたが、フィルターもなく、ただ水が循環して動いているだけです。

水槽には砂も敷いてあるので容易に掃除もできないことは明白です。

とにかく驚いていました。

ペットショップの人が私にどうして臭くないのかと尋ねたので、私が「亀って臭いのですか？」と言ったら、びっくりしていました。

エスカルゴが千円のプラスチックケースで大繁殖

テレビの番組でエスカルゴの養殖をやっていました。

餌に二千万円の開発費をかけ、環境に五千万円の開発費をかけ、ついに卵を産みましたというものでした。

カメラがカタツムリをアップにすると、アフリカマイマイというエスカルゴの代替品だったのです。

それを見て、うちの会社でもやってみようということになり、千円程のプラスチック製の衣類ケースを買ってきて、そのへんの土を入れます。

そこに例の発酵オカラを入れて、かき回します。

これで美味しいお野菜のできる土壌ができました。

そこに枯葉などを入れ、ブルゴーニュ産のなんとかというエスカルゴを一〇匹仕入れ、用意のできたプラスチックケースの中に入れました。

エスカルゴの餌として白菜やキャベツ、紫陽花の葉っぱなど入れて、上から例の発酵オカラをかけておきました。

三カ月もすると、箱の中は大きいのから小さいのまでエスカルゴで溢れかえりました。

土をめくってみるとイクラほどの大きさの白い卵がぎっしりとあり、収拾がつかなくなったのでやめてしまいました。

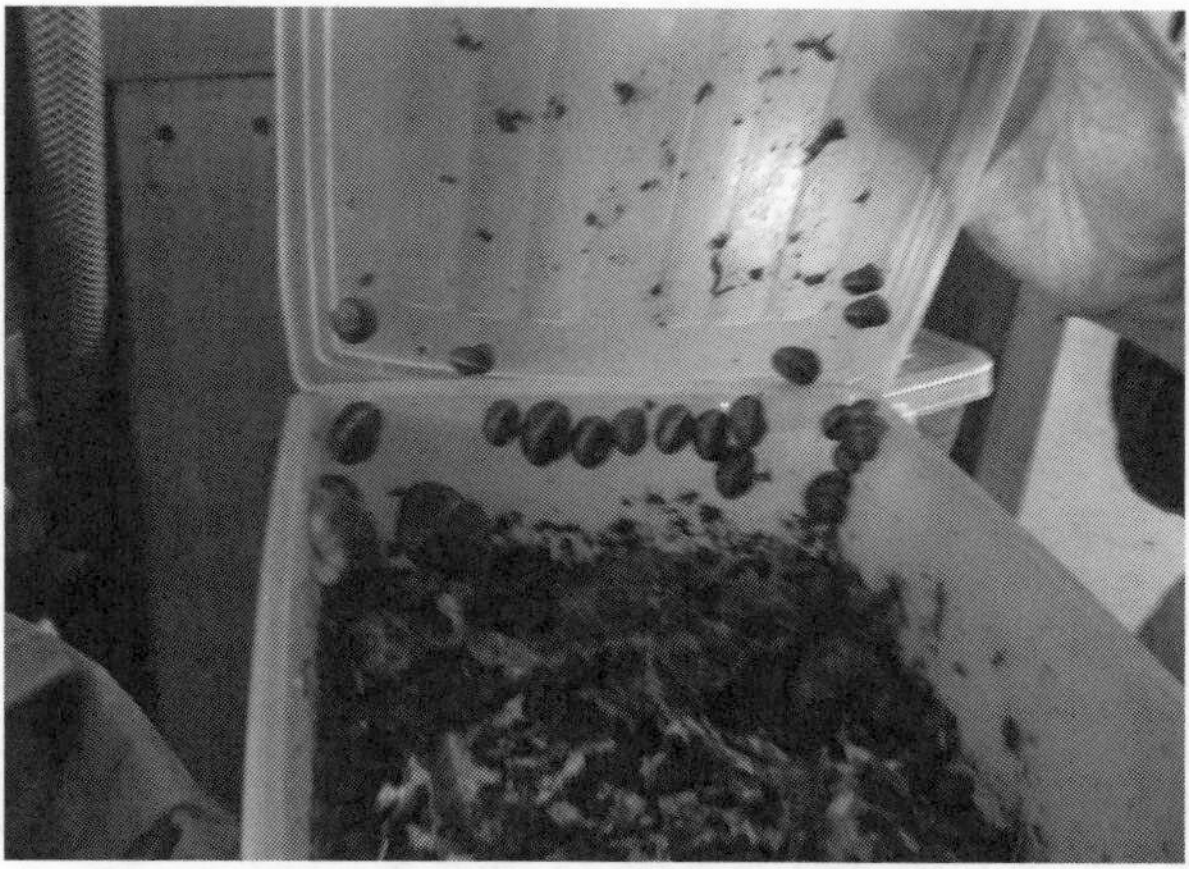

プラスチックケースの中がエスカルゴで溢れかえった

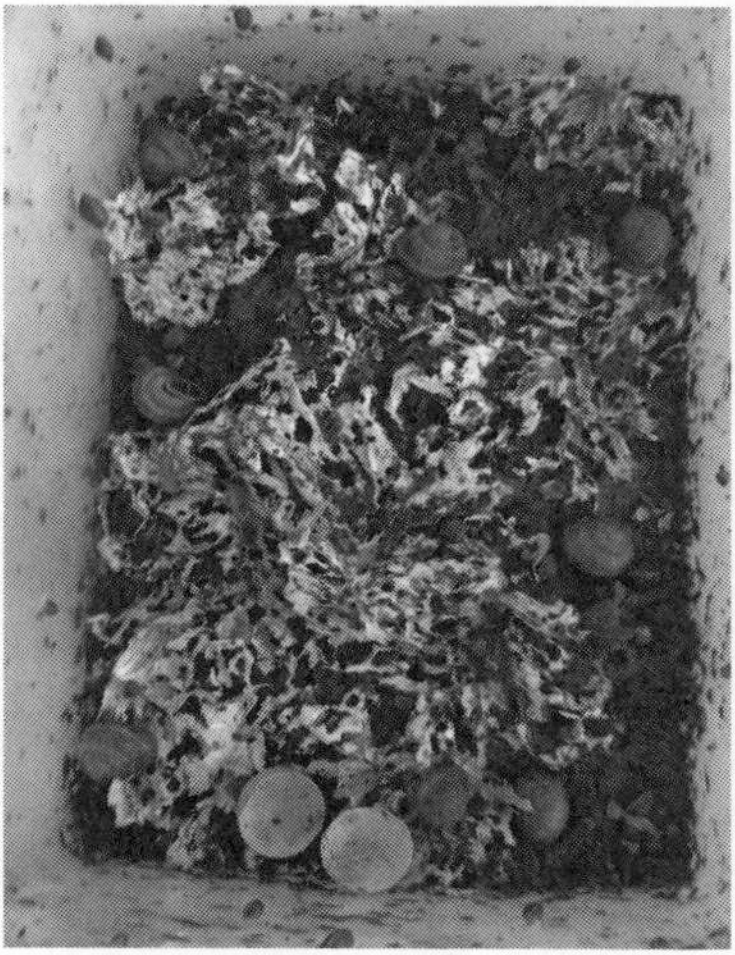

養殖場の真鯛のエサに混ぜたら色も形も味も天然ものに

次に宇和島で真鯛の養殖に挑戦しました。養殖場を見て驚いたのは、水は透きとおってきれいなのですが、海藻が一つも生えていないのです。

実は世界中の養殖場で海藻が生えていないというのです。それは魚介類が病気にならないように消毒をするからです。

ひどいところでは猛毒のホルマリンで魚のエラを消毒するそうです。

ここ宇和島でも、あこや貝の養殖をしているときにホルマリンを使っていたということです。その消毒剤が海の中にいる細菌たちを殺します。

魚のウンチや餌の食べかすなどは、普通は細菌たちが分解し、植物の栄養を作るのですが、消毒剤で細菌たちがいないので分解されません。

養殖場の海の底は分解されないウンチや食べかすのヘドロがたまっている状態です。

海で海藻が生えないということは、山が汚染されていて草木が一本も生えないのと一緒です。そんなところで養殖をしているのです。

養殖場は八五〇〇匹入るイケスが海にいくつもあり、そのうちの二つのイケスを実験場として出荷までの半年間借り受け、実証実験を行いました。

真鯛の餌に〇・一％の発酵オカラを混ぜます。

一つのイケスは通常の餌、もう一つのイケスは通常の餌に発酵オカラを入れたものです。

半年後の出荷時に比べてみると、通常の餌では密飼のためストレスがたまり、どす黒くなりますが、餌に発酵オカラを混ぜた方は、ドス黒さがありませんでした。

そればかりではなく養殖業者さんが驚いたのは、養殖ものの鯛のオデコは滑らかな曲線ですが、発酵オカラを混ぜた方は養殖ものと違いオデコがボコッと出ています。

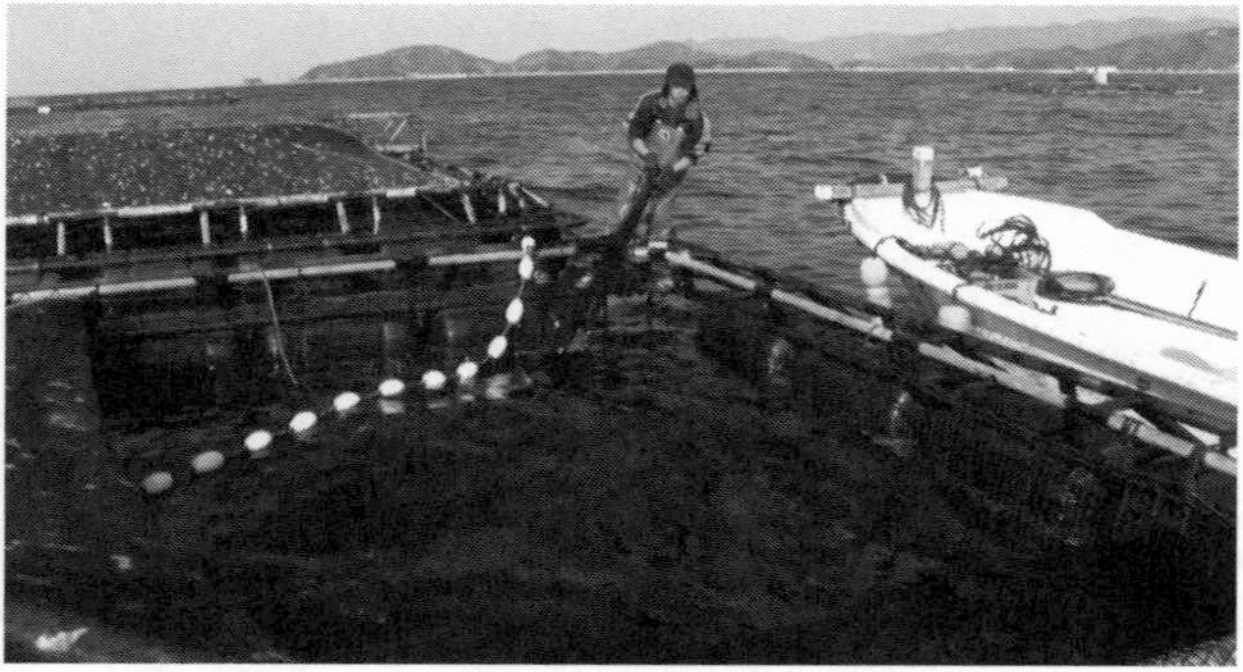

真鯛の養殖場

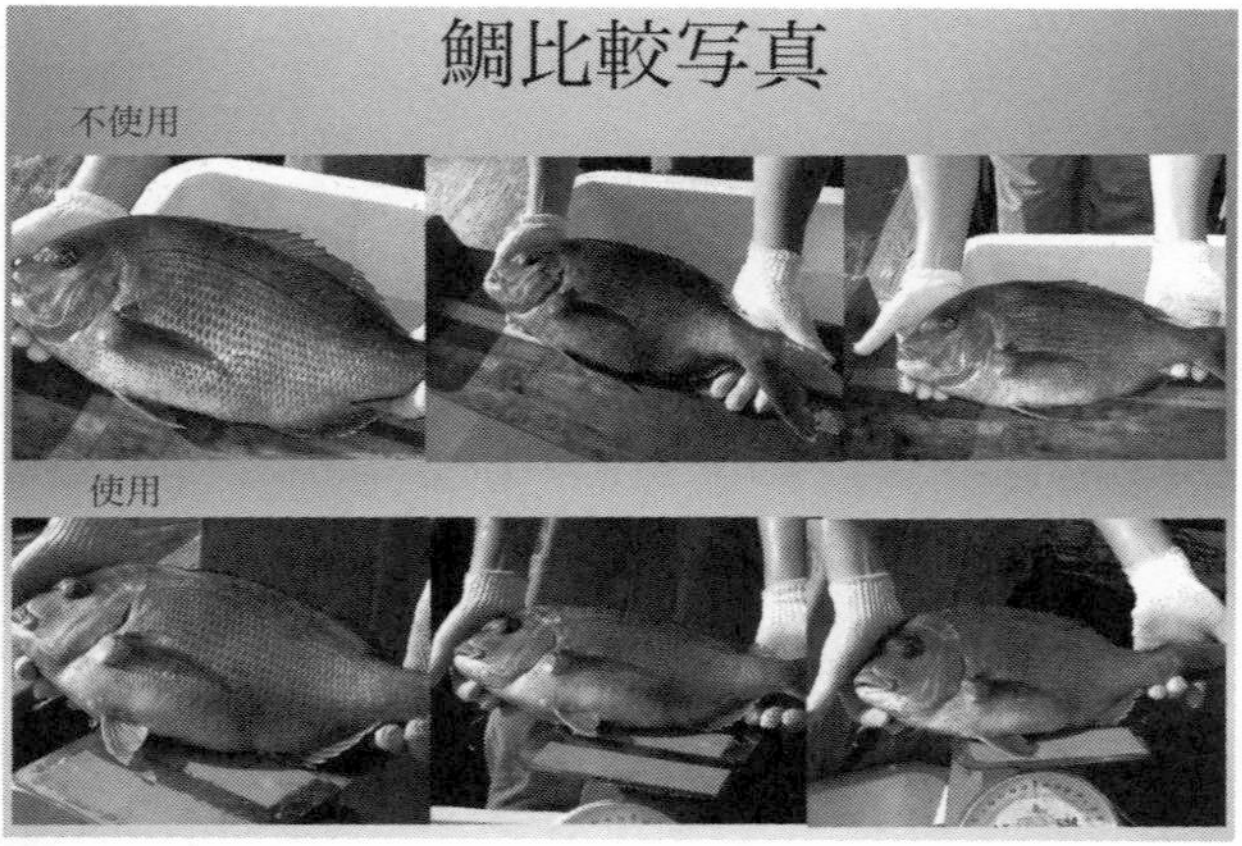

これは天然ものの容姿と同じで、八五〇〇匹が八五〇〇匹とも姿形が天然ものの姿になってしまいました。

二日後にお腹を裂き腹ワタを見てみると、発酵オカラをあげていない方は、ナヨっとしたちょっと臭いのある腹ワタが出てきました。

発酵オカラをあげている方は、プリップリッの腹ワタが出てきました。この鯛を刺身にして食べると通常のものは生臭く、発酵オカラをあげている方は生臭くありませんでした。

いくつかの実証実験の結果、すべてこの細菌を投入すると自然の状態に近くなるのです。さて、この細菌とは一体何なのでしょう。

鯛の養殖試験

http://www.youtube.com/watch?v=CDvqDTaYqEw

二章　この細菌とは一体何か

偉い先生たちにもわかっていない？　細菌たち

「美味しい野菜が作れる」ということと「痔瘻が治った」という二つの素晴らしい出来事が、同じ細菌で起こるということと、前章に書いた実証実験などの結果はどうして起こるのか、全く理解できなかったので、細菌とは何かを無性に知りたくなりました。

そこで、いろいろな細菌学会に参加して、先生たちに話を聞く機会を作りました。土壌微生物学会、腸内微生物学会、微生物生体学会、腸内フローラ学会などなど、偉い先生方の発表の後の懇親会で名刺交換をして、いろいろ質問をしてみました。

土壌微生物学会では、土壌中にはどのくらいの種類の細菌がいて、どのくらいわかっているのか聞いてみると、先生によって一％未満だという方もいれば、一〇％ぐらいは調べがついているという方もいますが、要するに分母である細菌の種類の総数がわからないため、何％わかっているかもわからないという話で、これは腸内細菌も同じだということがわかりました。

簡単に言ってしまえば、ほとんど何もわかっていないということです。


先生たちが細菌を調べるためには分離培養という方法をとります。

シャーレにその細菌の餌と予想されるものを寒天で固めて用意し、その細菌の好む環境を作ります。

酸素が嫌いなら二酸化炭素で充満した部屋を作り、湿度や温度を設定します。

そこで培養するのですが、うまく培養できれば、単一の細菌が増えて特徴などがわかりますが、ほとんどの細菌は培養できないのです。

誤解を怖れずに言わせてもらえば、ほとんどわかっていないのが現状です。

もっと言わせてもらえば、培養できた細菌の一匹一匹については非常に詳しいのですが、全体を見ていません。木を見て森を見ず状態です。

細菌全体を見ていないから、こいつは人にとって悪いやつだから悪玉菌、こいつは人にとって利用価値があるから善玉菌、こいつは良くも悪くもなく何しているのだか、わからないから日和見《ひよりみ》菌などと言っています。

わかっている一つ一つの細菌の評価をせざるを得ないのです。人の都合で善玉菌、悪玉菌と言っているのです。細菌たちからすると「何を言ってやがるんだ！　ポッと出の人間どもめが」と言ってるに違いありません。

なぜこういう考え方になったかというと、ある病気が、ある病原菌が原因で発症するということが発見されたことに原因があります。

病原菌の特定ということが、一匹一匹を見るという学問になってしまったのです。

地球の歴史の中で細菌を見てみる

そこで私は、細菌を全体で見てみようと思いました。

そのために生物の歴史から「今の細菌たちは何か」を探ろうと考えました。

現在いる細菌たちは、過去の何らかの原因の結果であるということです。

この世の中に現存するもの、生物であれ、物質であれ、商品であれ、そのすべては突然現れたわけではなく、それぞれ歴史があり、何らかの原因で生まれたものです。


長い年月を経てきたものは変化し、なんらかの理由で消えて無くなるものもあるでしょう。しかし、今あるものは何らかの理由で生き残り、今ここにあるのです。

すべての事象は原因があって結果があります。原因・結果、原因・結果の積み重ねが歴史です。因果律はこの世の大法則です。

その時点のみを見ても、どう進化してどのように変わってきたのか、周りのものとの関わりもわかりません。

過去から調べることによっていろいろなことがわかってくるのです。


私は、細菌学者がやっているように細菌を一つ一つミクロ的に見るのではなく、地球の歴史の中で細菌が地球の環境とどう関わってきたか、マクロ的に細菌を見ていこうと思います。

マクロ的に見ることで、今まで見えなかったものが見えてくるはずです。

今、私たちが腸内細菌について理解しているのは、善玉菌、悪玉菌がいて腸内環境を整えているとか、善玉菌、悪玉菌、日和見菌のバランスが大事で、二対一対七がいいのである、とか言われています。

実際に皆さんの多くがそう理解しているでしょう。

本当に腸内環境を整えているだけなのか、私は学者たちが、今、わかっているだけの腸内細菌を見て、そこから結論を無理やり出しているように思えます。しかも一%未満のわかっている細菌だけを見ての結論です。とうてい腑に落ちません。

腸内細菌はどこからきたかを知ることはとても大切なこと

腸内細菌は、生まれた時からもともと腸に棲んでいるわけではありません。お母さんの子宮の中は無菌状態ですから、当然、赤ちゃんの腸内も無菌状態で生まれてきます。

それが、皆さんのお腹の中にはすでに、四百兆だの一千兆だの棲み着いているということです。

いなかったものが何百兆といるわけですから、どこからか、やってきたことになります。どこからきたのでしょう。

インターネットで調べると様々なことが書いてあります。

中にはお母さんから受け継ぐという先生もいますが、お母さんの子宮の中は無菌状態で受け継げません。ほぼ同時に産道を通って生まれてくる双子の赤ちゃんでも、腸内細菌叢《そう》は違うので、受け継いでいるのであれば、同じお母さんから生まれた子供の腸内細菌は一緒のはずです。

なので腸内細菌を受け継ぐというのはあたりません。

それではどこから来たのでしょう。これを考えるにはとても大きな問題があります。

それは、「土壌細菌」と同じで、「腸内細菌」のこともほとんどわかっていないからです。

腸内にいる細菌の種類と、どこそこにいる細菌がほとんど同じであれば、そこから来たと言えますが、細菌のことは、ほとんどわかっていないので、すり合わせができないから、どこから来たかわからないのです。

しかし、腸内細菌がどこから来たのかはとても大事なことです。

腸内細菌がとても大事だということですから、どこから来たか知ることによって私たちが健康に生きていくためのヒントになるかもしれないからです。

実際にどこから来たかを知ることで、健康になるためにできることがいっぱいあることがわかりました。

腸につながっている口から、食べ物と一緒に送り込まれる⁉

元々無菌状態だった腸に、いつの間にかうじゃうじゃ腸内細菌がいるということは、どこからか入って来たということになります。

腸につながっているのは、口かお尻の穴です。

お尻の穴はつぼまっていて出るばっかりで、手足のない細菌たちが入り込むのは難しそうです。

となると口です。

ちょっと待ってください。唾は殺菌力があると言われて、昔、怪我した時お母さんが唾をつけてくれたことがありましたが、どうでしょう。

結論を言ってしまえば、唾には殺菌力はありません。もし殺菌力があれば、虫歯菌も歯周病菌も口の中では増えないでしょう。

虫歯菌や歯周病菌が増えるということは、唾には殺菌能力がないということがわかります。

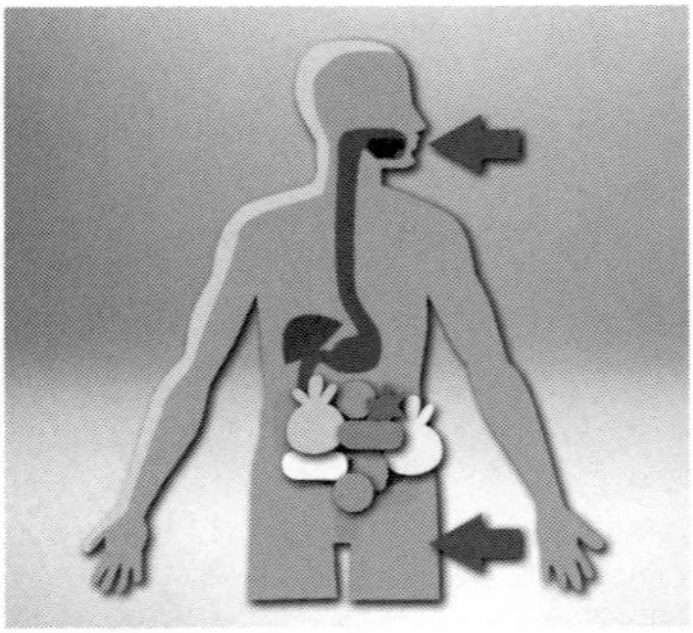
腸内細菌はどこから入ってくるのか

口は、暖かくて湿り気があるので殺菌とは反対に細菌が増殖する仕組みになっています。

その増殖するところで、どの動物も物を食べるということは、増殖した細菌たちが食べ物と一緒に送り込まれる、と考えた方が自然ではないでしょうか。

口から送り込んだとしても胃酸ですべて殺されるという意見もありますが、他に入り口がなく腸に何百兆いるという事実は、胃酸をかいくぐって腸に達すると考える方が現実的だと思います。

環境中の細菌とは何か

口から入って来るということになると、身の回りにいる細菌、環境中の細菌が入って来るということになります。

空気中にも、土壌中にも部屋の中にも細菌はうじゃうじゃいます。

皆さんは細菌を怖がって消毒したり、空気清浄機で吸い取り、紫外線を当てて殺したりしています。細菌が入ってこないようにマスクをしている人もいます。

綺麗好きのお母さんは、赤ちゃんにおっぱいをあげるときに乳首の周りをアルコール消毒する人もいると聞きます。

細菌とか一般生菌とかバイキンなどと、どちらかというと悪いイメージですが、私たちの祖先はオオモトをたどれば細菌です。
　環境中の細菌とは何かを知るためには、細菌の歴史を見ていく必要がありま
す。私たちの祖先である細菌たちが、どう生きて何をしてきたかを知ることで、
細菌たちの今を知ることができます。
　うじゃうじゃいる細菌たちが、今何をしているか、人とどう関わっているか
がわかるのです。

三章　細菌の歴史は三八億年前

海の奥底で生まれた細菌

細菌の歴史は三八億年前にさかのぼります。次ページの大気の歴史というグラフを見てください。このグラフは、私たちに面白いことを教えてくれます。四六億年前に地球が誕生します。できたばかりの地球は、まだ熱く煮えたぎっていたので、生物はいません。そして地球はだんだん冷えて岩石と大量の水蒸気でおおわれた星になります。

地球が冷えてくると水蒸気は大量の雨になり、海が出来上がります。最初の大気は酸素がなく、今とは違います。海も今の海とは成分が違い、とても今の生物が棲めるようなものではありません。

そんな今の生物にとって悪環境の海の奥底で、細菌が生まれます。

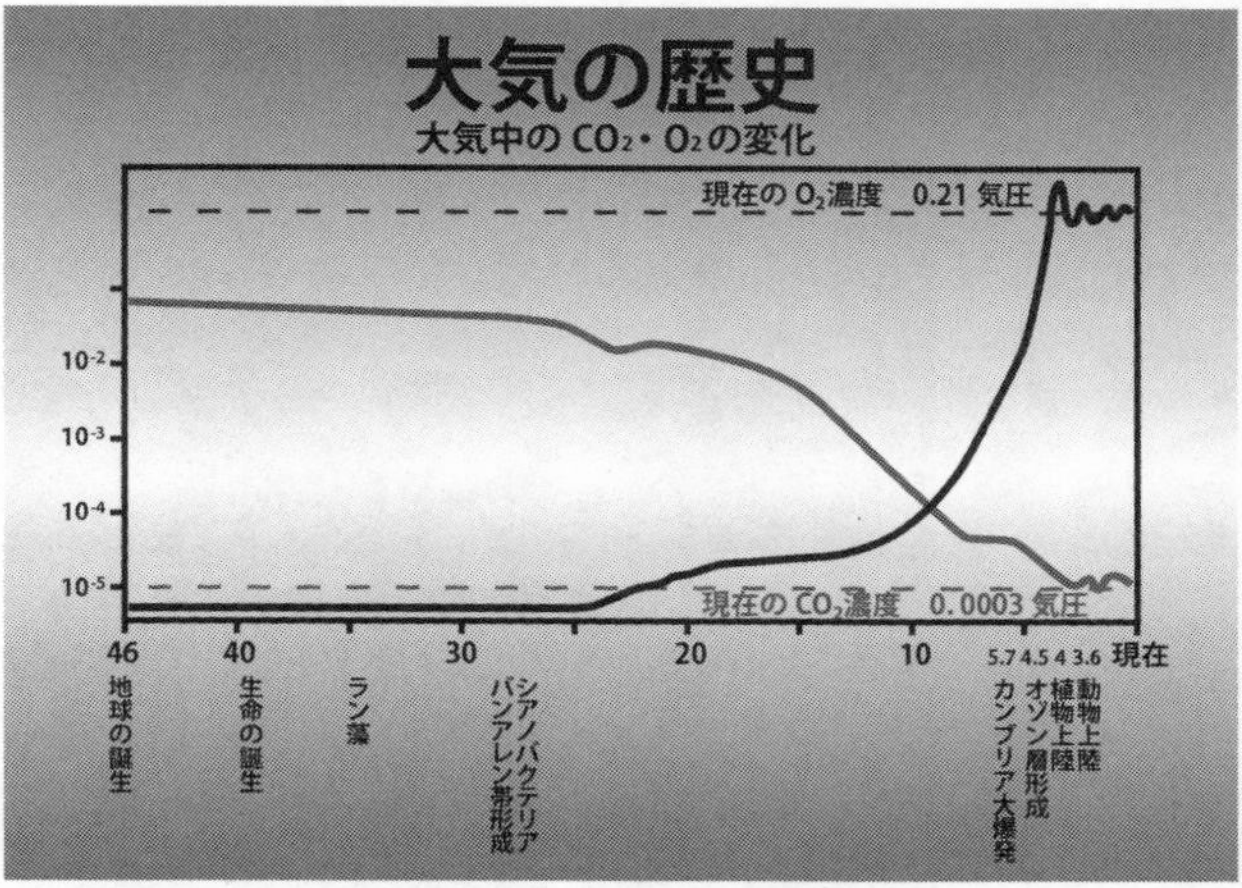

海の底の噴火口の近くで無機化合物からエネルギーをもらい、生きている細菌などがいたそうです。

また、その頃の地球には太陽から太陽風が吹き付けています。太陽風とは太陽から降り注ぐ放射能ですから、とても海の外には出られません。

放射能の届かない海の底の方で様々な細菌に進化します。

最初は、噴火口から吹き出す無機化合物からエネルギーをもらっていた微生物が進化し、海の中を漂う有機物からエネルギーと炭素をもらう細菌たちも現れました。

海底火山などの吹き出し口で生きていた微生物は、そこから離れてしまうとエネルギーが絶たれるので生きていけなくなりますが、海の中を漂う有機物を餌にすれば、そこに止まっている必要はなくなります。

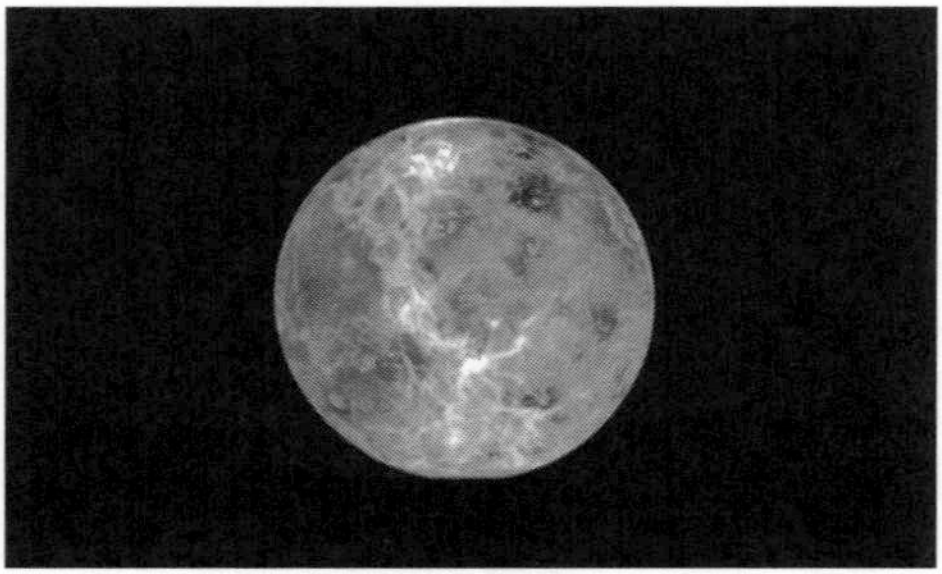
できたての地球

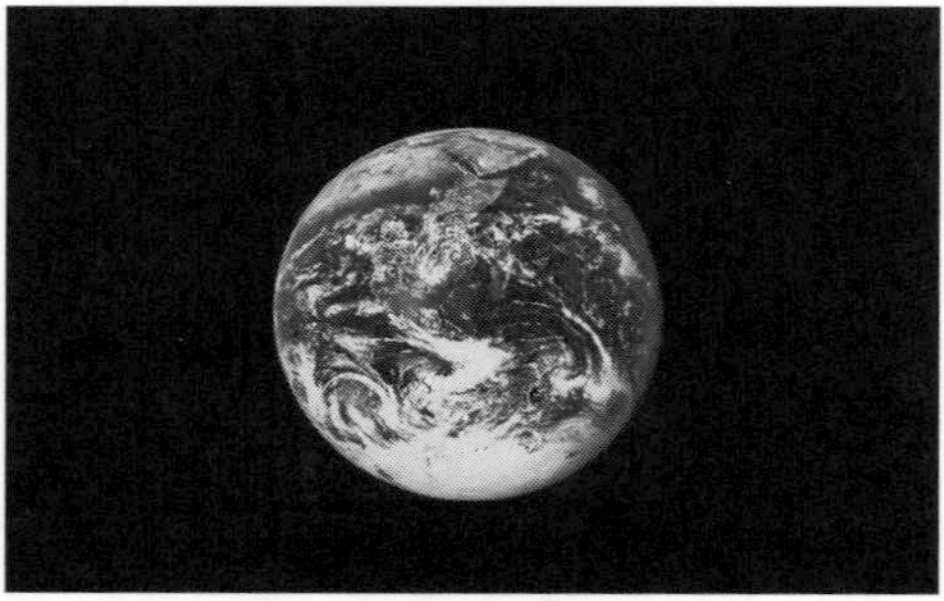
冷えた地球

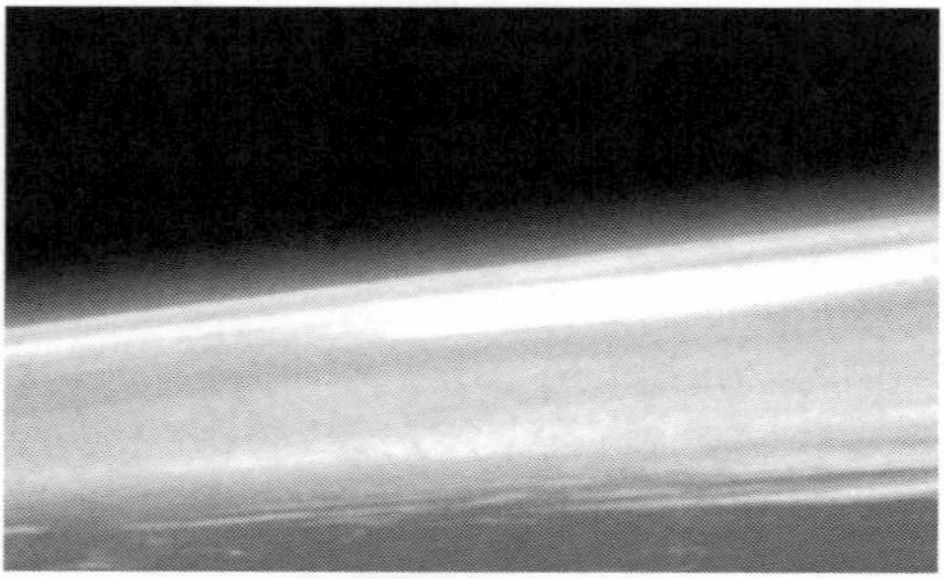
地球を遠くから見ると

有機物と同じように海を漂っていればいいのです。しかし、海面近くにいくと太陽風にやられてしまいます。

三〇億年ほど前に地球に変化が起きます。地球の核の動きが一定になって地球が磁石になりました。するとバンアレン帯という太陽風を防ぐ盾ができて、地球に放射能が降り注がなくなりました。

細菌たちは、海の表面近くまで行けますが、まだ酸素がないのでオゾン層がなく、生物にとっては毒である波長の短い紫外線が降り注ぎ、海の外には出られません。

酸素を作ったのは細菌

そこへ登場するのが、シアノバクテリアです。

彼らは、海の表面まで行き、光をエネルギーにして、大量にある二酸化炭素から炭素をもらい、使わない酸素を放出する細菌です。
彼らのおかげで今吸っている酸素があるのです。とは言っても、それまで酸素がなくて生きていた細菌には迷惑な話で、その細菌たちにとって酸素は毒なのでみんな殺されてしまいました。

細菌たちの中には、酸素をエネルギーにしていたもの（ミトコンドリアの先祖）もいて、それが他の細菌に取り込まれて酸素があっても生きていける細菌たちが生まれました。
また、植物の葉緑体は元々は、シアノバクテリアだと言われています。

生物はしぶといです。その酸素をエネルギーに変えて生き残った細菌たちが我々の祖先というわけです。

シアノバクテリアは海の中で酸素をどんどん放出して、海の中が飽和状態になると大気中に酸素が放出されます。

アメリカの絶景ブライスキャニオンやレッドロックキャニオンなどの赤い岩は、シアノバクテリアが酸素を大気中に放出したために、陸地にあった鉄が酸化して赤くなったのです。

私たちの目を楽しませてくれる奇岩絶景。シアノバクテリアに感謝です。

動植物が棲める環境を作ったのは細菌たち

動物や植物が地球に出てくるのは六億年前です。三八億年前から様々な細菌たちが現れ、海の成分も今の海に変え、大気も今の成分に変えたのです。

大気の歴史のグラフを見ると、およそ六億年ほど前に、カンブリア大爆発と言って、海の浅瀬で動物や植物が繁殖しました。

六億年前はオゾン層がなく強烈な紫外線なので、動物や植物は海の中で暮らすしかありませんでした。

海の中で死んだ動物や枯れた植物が波打ち際に打ち上げられても、分解する細菌もいないため、干からびて風化するしかない状態です。

シアノバクテリアの作り出す酸素のおかげで、四億六千万年前にオゾン層が形成されます。

オゾン層は生物にとって危険な紫外線を遮断しました。

六億年前より海の浅瀬で繁殖していた動植物、その死骸が波打ち際に打ち上がっていました。

オゾン層が出来上がったおかげで、細菌たちも生きて這い上がることができて、波打ち際に打ち上がった動植物の死骸に取り付いて分解が始まり、植物の栄養ができます。

四億年前に植物が上陸し、陸地の奥に進出していきます。その植物を求めて三億六千万年前に動物が上陸します。

ここでもう一度、57ページの大気の歴史のグラフに注目してください。

動物や植物が上陸した後に大気の成分が一定になっています。

これは、動植物がいない六億年前までに、海や大気の成分は動植物が棲めない環境だったものを、細菌たちが動植物の棲める環境に作り上げてきたことを現しています。

その証拠に、そのような環境ができた後は、酸素と二酸化炭素の濃度がほぼ一定になっています。この部分のグラフの言わんとするところは、「動植物が棲める環境は細菌たちが作りますよ」動植物は、「その一番いいところを維持しているに過ぎませんよ」ということです。

動植物は環境を維持することはできても、自分たちが棲める環境を作ることができないのです。

動物や植物が棲める環境を作れるのは、細菌たちだけだということです。

草木が育たなくなったところ、砂漠化しているところなどに一生懸命、木を植えます。これはナンセンスな話です。生えなくなったところにいくら植えても枯れるばかりです。

植物が育たなくなったのは、土の中にいる細菌が植物を育む環境を作らなくなったからです。植物が棲める環境がないのですから、いくら木を植えても無理です。

この地球の主人公は細菌（微生物）ではないかと思えてなりません。

波打ち際に上がった細菌たちが始めた動植物の分解

月と地球は同じ頃、四六億年前に誕生しました。

月と地球を比べて見て、地球には土がありますが、月には土はなく砂です。

土というのは生物と関係がありそうです。

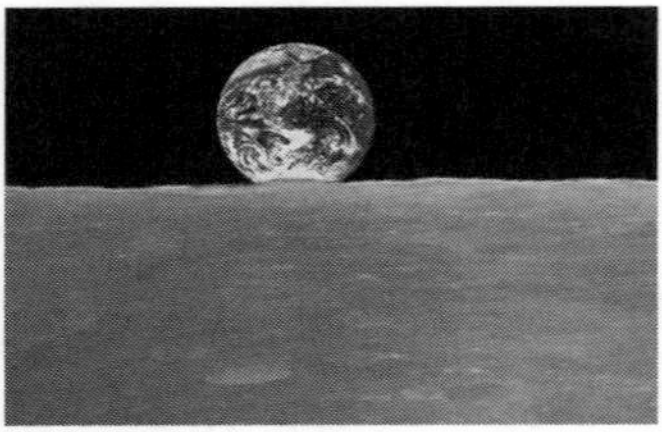

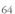

月と地球

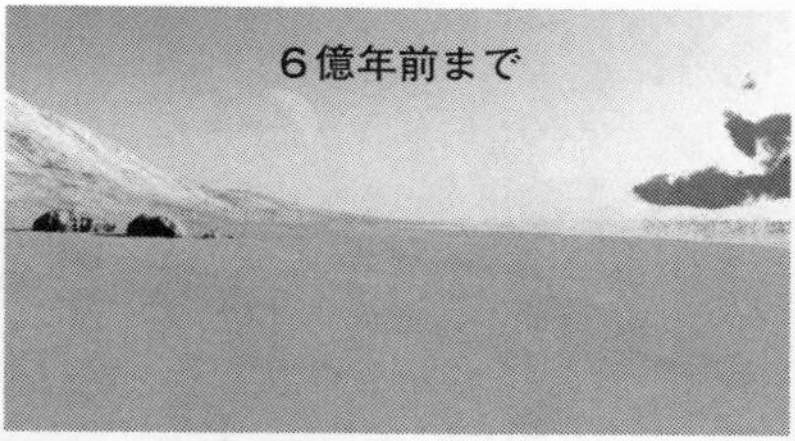

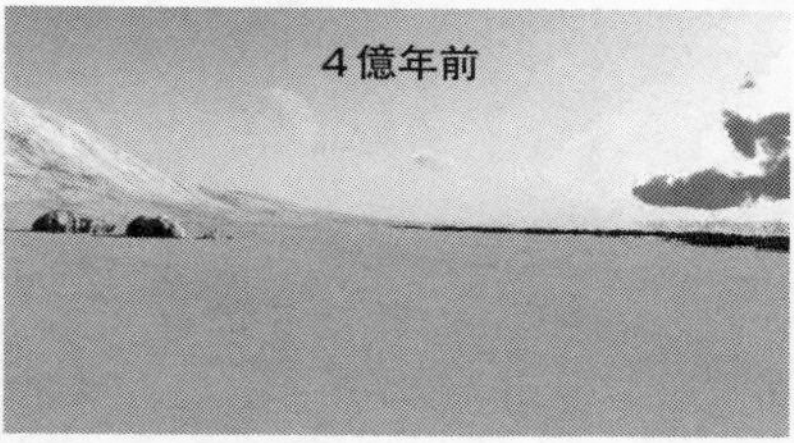

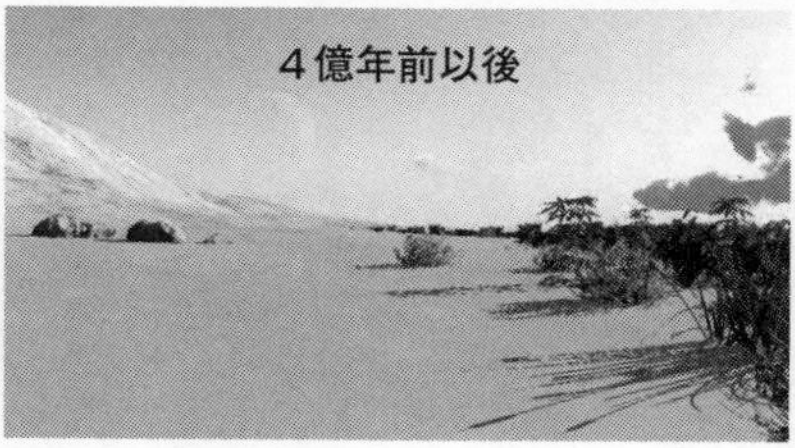

地球の陸地も動植物が出て来る前は、月と同じ砂でした。

六億年前に海の浅瀬で動植物が繁殖したカンブリア大爆発、四億五千万年前にオゾン層が形成され、波打ち際に打ち上げられた動植物の死骸と同時に、細菌たちも波打ち際に上がっていきます。

オゾン層で波長の短い紫外線がカットされるため、細菌たちも波打ち際に上がってきました。

細菌たちは動植物の分解を始めます。波打ち際に植物の栄養ができるために、四億年前に下等な植物である苔のようなものが波打ち際に上陸しました。

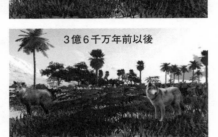

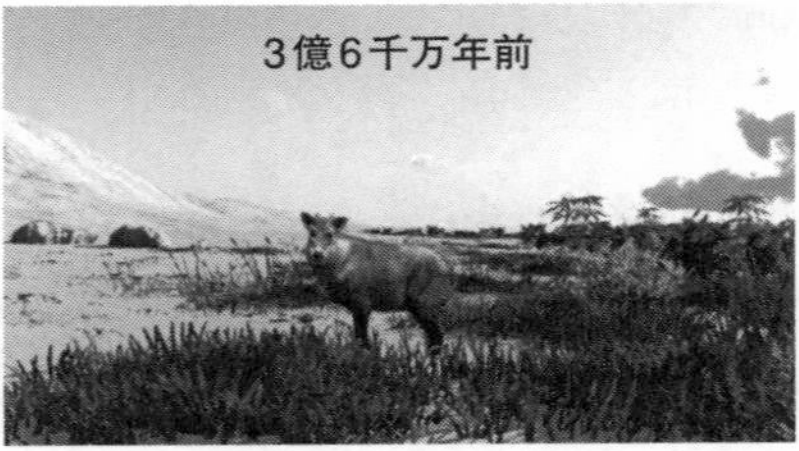
3億6千万年前

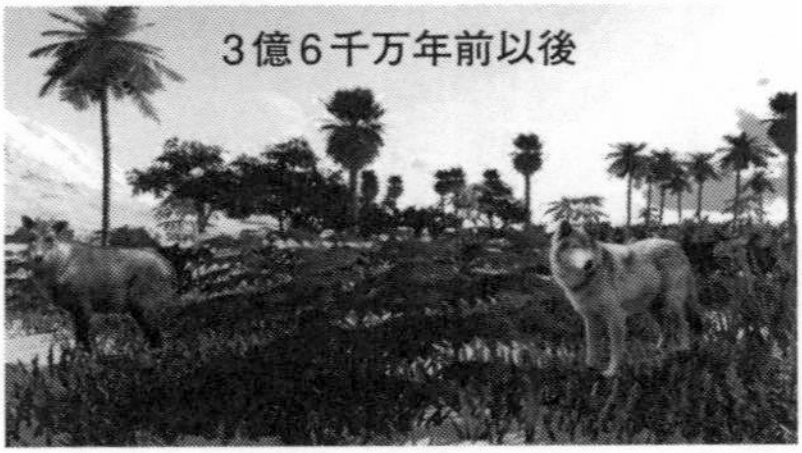
3億6千万年前以後

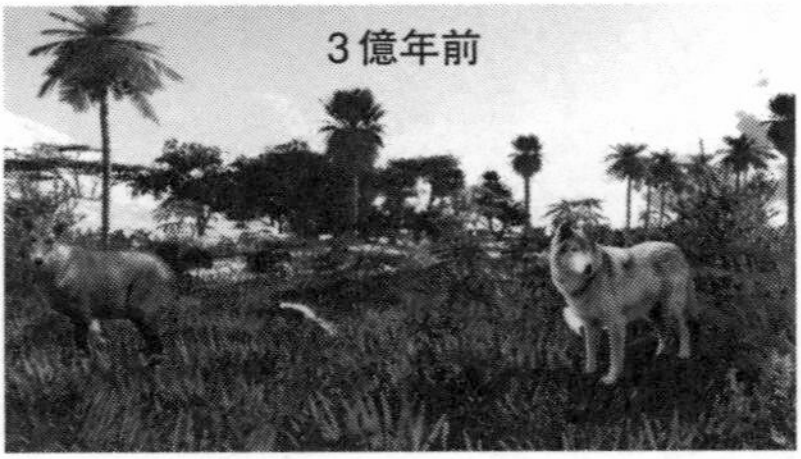
3億年前

植物は進化し、少しずつ内陸へ向かいます。

その植物を求めて三億六千万年前に草食動物が上陸します。

その草食動物を求めて肉食動物が上陸します。

加速度的に内陸に向かってジャングルが広がっていきます。
砂だけだった陸地には細菌はいませんでした。
しかしジャングルになった時は細菌だらけです。
何をする細菌でいっぱいになったのでしょう。

細菌の餌は何かを考えればいいのです。次ページの二つの絵を見比べて何が違うのでしょう。

地球の表面も、私たちのおなかの中も動植物を分解する細菌であふれている

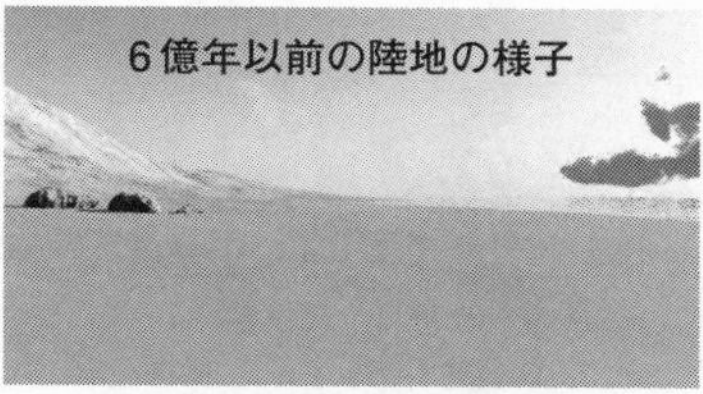
6億年以前の陸地の様子

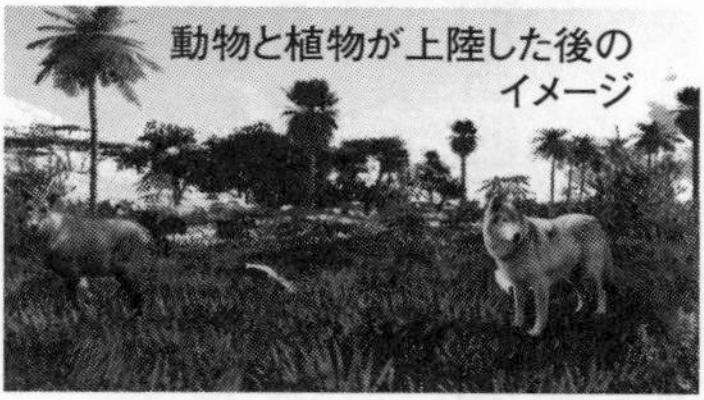
動物と植物が上陸した後のイメージ

答えは簡単です。動物と植物が増えただけです。

細菌の餌は動物と植物だけです。地球の表面上には動物と植物を分解する細菌であふれているのです。

その動物と植物を分解する細菌が地球の環境中にいる。それが、口に入ってきて腸に送り込まれるのではないでしょうか。

私たちが食べるものは石や溶岩でも砂でもない、動物と植物しか食べていないのです。

そして、おなかの中は動物と植物を分解する細菌であふれている。

つじつまが合う！

地球の循環を司る四つの細菌群は「発酵オカラ」の中に満遍なくいた

私の痔が完治し、美味しい白菜を作る細菌。これは一体何か？

例の「発酵オカラ」を細菌学の先生に調べてもらうと、様々な細菌が出てきます。一種類の細菌ではないことがわかりましたが、たくさん出すぎて、反対に意味がわからなくなりました。

ところが土壌細菌の先生に調べてもらったところ、調査の結果はタンパク質分解菌群、でんぷん分解菌群、油脂分解菌群、セルロース分解菌群という細菌の塊・コロニーで出来ていたのです。

発酵オカラの中にはこの四つのコロニーが満遍なくいるということでした。

実は、この四つのコロニーがいると動物と植物を分解して土に戻してしまうのです。

タンパク質分解菌群というコロニー、これは何をするかというと、例えば、お肉にいきなり取り付くいろいろな細菌がいて、そのお尻から出てくる（本当はお尻から出てくるわけではありません。あくまでも比喩的に言っています）物質をもらって分解する細菌、そのまたお尻から出てくるものをもらって分解する細菌と様々な細菌が数珠繋《じゅずつな》ぎになって、最終的には植物の栄養であるミネラルにまで分解していきます。

お肉という大きな分子の固まりを細菌たちが分解して分解して（中には合成する奴もいる）ミネラルを作る工場のようなものです。

このコロニーの中に様々な細菌がいるのです。

だから発酵オカラの細菌を調べてもらうと、数多くの細菌が出てきてしまうのです。

この四つのコロニーはすごく大事です。なぜって?

地球の循環を司っている細菌たちの、コロニーなのです。

動物が死に、木や草が枯れ、分解され土に戻り、植物の栄養となって動物の餌となり排泄し、分解され土になり植物が成長する。

これをやっているのがこの四つのコロニーです。

偉い先生方は、細菌の一匹一匹ばかり注目するので、四つのコロニーは全然メジャーじゃありません。しかし、ものすごく大事だと私は思うのです。

土の正体

地球の土は、月と同じようだった砂粒に細菌たちがバイオフィルムの有機物膜（お台所のヌルヌルのようなもの）を張り巡らし、そこに住んでいます。

土の上から死んだ動物や枯れた植物が溶けて流れてきます。

その有機物を砂粒の周りのバイオフィルムの中で待ち構えていた四つのコロニーの細菌たちが分解に分解を重ね、ミネラルにまで分解したら、そのミネラルはバイオフィルムの中に埋め込まれます。

これが土の正体です。

これがうまく行くと、団粒構造といってフカフカの土になるのです。

植物の根っこは、バイオフィルムに包まれたミネラルを求めてやってきます。

バイオフィルムに包まれた状態をキレート化といい、植物の根っこは吸いやすくなるのです。

土壌中にいる細菌たちが動物と植物を分解してミネラルを作り、さらに植物が吸いやすいようにキレート化しているのです。

様々な細菌たちが、様々な餌（様々な動植物の死骸）から、植物に必要な様々なミネラルを作り出すのです。

様々なミネラルから様々な植物が育ち、様々な植物のおかげで様々な動物たちが生きていけるのです。

細菌の多様性が、生物の多様性を支えているのです。

様々な細菌は、タンパク質分解、デンプン分解、油脂分解、セルロース分解をして、動植物をミネラルまで分解します。だから四つのコロニーの細菌たちがいないと植物が育ちません。

これが土と植物の関係です。

だから、細菌たちのいない月では、いつまで待っても土はできません。砂のままです。

本来、地球の表面上は、動植物をミネラルまで分解する様々な細菌たちで溢れているのです。

四章　腸内細菌と土壌細菌は一緒！

腸内細菌研究の先生たちが言えないこと

実は、乳酸菌を推奨するある先生に私は質問をしました。

「腸内細菌が身体中の必要な物質を作っているとしたら、乳酸菌だけでは無理ではないですか？」と質問したところ

「私はそれを言えません」と言われたのです。

よく考えると、私はそれを言えませんとは、間違っているよと言われたわけではありません。どちらかというと、そうかもしれないけれど私は言えないよということのようです。

調べてみると、腸内細菌の先生たちがなぜ言えないのかというと、乳酸菌のメーカーから研究費をもらって研究しているから、乳酸菌の中から、すごいことをする奴を見つけなければならないのです。

それだからといって、腸内細菌の働きを隠す必要はないと私は思うのですが……。

三章で説明したタンパク質分解菌群、でんぷん分解菌群、油脂分解菌群、セルロース分解菌群という細菌の塊、四つのコロニーの構成員が口から入って腸に到達、再合成します。土壌中と腸内は環境が違うし、動物と植物が腸に入ってくるので、構成員は多少違うかもしれませんが、腸内で四つのコロニーが構成され腸壁にくっついて、腸と協力をしてお台所のヌルヌル（バイオフィルム）のようなものを作ります。

その中で腸内細菌たちは人のためにビタミン、アミノ酸、ミネラル、その他身体中で使われる物質を作り、ヌルヌルの中にそれらの物質ができます。やはり腸内もキレート化（バイオフィルムに包まれた状態）された栄養を吸収するといいます。

そして、腸内細菌は宿主のために腸に棲み着いていて、宿主が食べたものから、その宿主に必要なアミノ酸、ビタミン、免疫刺激物を作っています。

また腸管にバリアを張り巡らし、病原性の細菌の侵入を防いでいるとも言われています。

今では、免疫の七〇％は腸内細菌が関係していて、またあらゆる酵素、ホルモンをはじめドーパミンやセロトニンなどの脳で使われる「幸せ物質」も、身体を駆け巡る伝達物質の材料は腸内細菌が作っているということがわかっています。

結論を言うと体にとっては善玉菌、悪玉菌という分けかたではなく腸内細菌のバランスが大事ということになります。

善玉菌である乳酸菌を摂取すると腸内環境を整えると言われますが、もともと乳酸菌は一八五〇年代にブルガリアのある村のお年寄りが元気だというので、調べたらヨーグルトを食べていたというところから始まります。

よく調べてみると乳酸菌は生きたまま腸まで届いていないということがわか

り、ヨーグルトの乳酸菌が胃酸で殺され分解されて、アミノ酸とミネラルが腸に届いて、腸内細菌が活性化したということがわかりました。

ヨーグルトを食べることで胃で死んだ乳酸菌が餌となり、栄養を作る四つのコロニーが喜ぶのでしょう。

一八五〇年代のブルガリアの田舎の話です。自然がいっぱいあり、保存料も添加物も抗生物質も農薬もない時代です。

人々の腸内にはちゃんとした腸内細菌のセット（四つのコロニー）がいた時代なので、それらの腸内細菌が喜んだということでしょう。

基本的に肉であれ、野菜であれ、食べ物が腸に入ってくれれば腸内細菌の餌ですから、腸内細菌たちは喜びます。

乳酸菌の死骸も腸内細菌にすれば、ちょっと効率の良い餌なのかもしれません。

現代人の腸内細菌は偏っています。ヨーグルトを食べて、偏った腸内細菌が喜んだところで意味があるかどうかわかりません。

真鯛の養殖試験で、餌に細菌を入れてもらうため、餌の製造会社に話をしましたが、乳酸菌を餌に混ぜるのは今までよくやってきたが、「効果があるのか全くわからない。ほとんど気休めでやっている」と言っていました。

魚にはプラシーボ効果（思い込みの効果）がないので、結果が出ないのかもしれません。

私は様々な畜産の現場に行っていますが、ほとんどの現場で乳酸菌が飼料に混ぜられていますが、効果はないようです。

野菜から栄養を作れるのは腸にいるセルロース分解細菌群

私たちはよく、お野菜が大事と言って一生懸命食べます。

お野菜は不足しがちだからと言って、野菜ジュースや青汁などをよく飲みます。

果たしてちゃんと栄養になっているのでしょうか。

腸内細菌からこのことを考えてみると、とんでもないことがわかります。

私たちの膵臓はタンパク質分解酵素、でんぷん分解酵素、油脂分解酵素を出します（この分解酵素は、人に必要な栄養や、酵素、ホルモンなどまで細かく分解合成するものではありません、大雑把な分解です）。

もっとも、その材料も腸内細菌が膵臓に供給して膵臓が分解酵素を作るのです。膵臓はなんとセルロース分解酵素を出しません。お野菜が大事だと言われますが、私たちの体だけではお野菜から栄養を作れないのです。

腸にいるセルロース分解菌群にすべて任せているのです。

セルロース分解菌群がいなければ、いくらお野菜を食べても野菜ジュースや青汁を飲んでも、お尻から細かくなっただけで全部出てしまいます。

大事な野菜から栄養を吸収するには、セルロース分解菌群が欠かせません。

私たちが健康に生きていく上で腸内細菌はとっても大事なものなのです。

（膵臓からタンパク質分解酵素、でんぷん分解酵素、油脂分解酵素を出し、セルロース分解酵素を出さないということは、タンパク質分解菌群、でんぷん分解菌群、油脂分解菌群、セルロース分解菌群で動物と植物を分解してしまうと

いう傍証となります）

人間に必要な五大栄養素と土壌細菌の密接な関係

結局、腸内細菌がバランスよくいて、食べたものから栄養や身体中で使われるあらゆる物質やその元となるものを作ってくれれば、何の問題もなく健康を保つことができるのですが、私たちは生活習慣の中で腸内細菌をいじめています。

保存料は腸内細菌の増殖を抑えます。

消毒剤や抗生物質は腸内細菌を殺すものです。加工食品や冷凍された食品も次亜塩素酸に浸かって凍らせるので、これらの化学物質は腸内細菌を殺すものばかりです。

これらのものが腸にくると腸内細菌はバランスを崩すのです。

もう一度言っておきます。

腸内細菌がビタミン、アミノ酸などの栄養や身体中で使われる酵素やホルモンなどの材料を作っているのです。

自然界の動物は、落ちているものを食べ、それも泥のついたまま食べます。常に土壌細菌＝腸内細菌を補給しています。

自然の動物たちは、絶対に自ら腸内細菌を殺したりしません。

人は自ら進んで腸内細菌を殺しています。殺すと私たちの身体やあらゆる臓器や仕事をしている細胞に、材料や栄養が行かなくなるので、ならなくてもよい病気になってしまうのです。

もう一度、土壌細菌をみてください。

タンパク質分解菌群、セルロース分解菌群、油脂分解菌群、でんぷん分解菌群、彼らがミネラルにまで分解するというのが土壌での話でした。

85ページの人の必要な五大栄養素をみてください。対応しているように見えませんか？

人に必要な物質を提供する腸内細菌

このことからも、私たちは、自分のためにご飯を食べているのではなく、腸内細菌のためにご飯を食べていると言っても過言ではありません。

お肉や魚やお豆腐などはタンパク質分解菌群のために、お野菜はセルロース分解菌群のために、お米はでんぷん分解菌群のために、脂質は油脂分解菌群のために、言うなれば、彼らのウンチやオシッコがビタミンであったり、アミノ酸であったり、ミネラルであったりするわけです。

どんなに美味しいものでも、みんな彼らのために食べているのです。そしてそのかわりに、彼らは私たちにもっと素晴らしいものを提供してくれています。

もしあなたが、どの季節でも一定の過ごしやすい温度、湿度を保ってくれて、自動的に美味しいご飯が欠かさず運ばれてくる家に住んでいればどうしますか？　そんな家は大事にしませんか。

腸内細菌にとって腸の中は、温度、湿度が最高の状態で、ご飯が自動的に送り込まれてくる、最高の場所なのです。

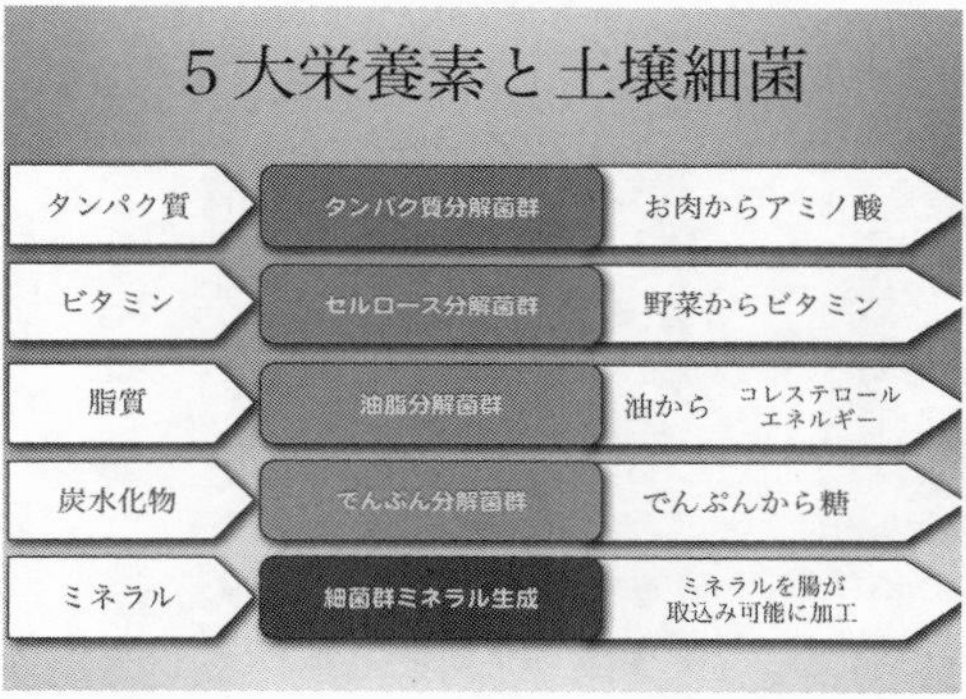

５大栄養素と土壌細菌

タンパク質	タンパク質分解菌群	お肉からアミノ酸
ビタミン	セルロース分解菌群	野菜からビタミン
脂質	油脂分解菌群	油から コレステロール エネルギー
炭水化物	でんぷん分解菌群	でんぷんから糖
ミネラル	細菌群ミネラル生成	ミネラルを腸が取込み可能に加工

そのかわり、それを保つために宿主が健康で動き回って、食物を採取、狩猟などで確保し、ご飯を食べてもらわなくてはなりませんし、体温も保ってもらうためには、宿主が健康でいてもらわないといけないのです。

宿主を健康にするために、腸内細菌は宿主の身体中で必要な物質を提供するのです。これが共生関係です。

健康を約束してくれる腸内細菌は大事にしないといけないのです。

動物の歴史は六億年あります。今の環境になってから一万一千年経ちますが、この環境に合わない生物は淘汰されました。私たちが今いるということは、この環境で健康に生きていけるということです。腸内細菌がちゃんといれば健康を約束されているのです。

腸内細菌は私たちのお腹に棲み、お尻から飛び出してテリトリーを広げるという彼らの戦略です。

ウンチは土の上で肥料になるでしょ。

考古学的に見ても腸内に土壌細菌を飼っておかなければならない

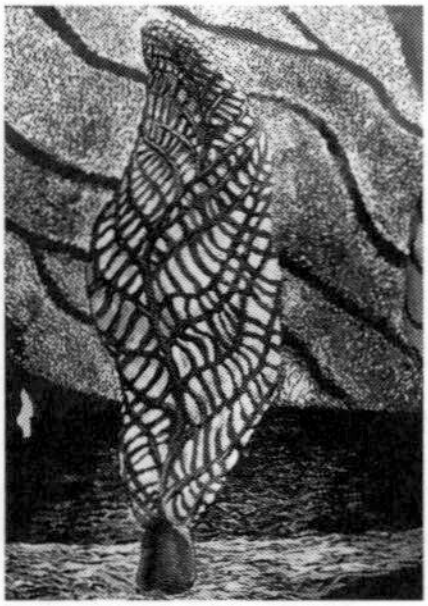
六億年前　チャルニア

この葉っぱみたいな動物とも植物とも言えない生物は「チャルニア」です。

海の底にくっついて流れに身を任せ、ゆらゆら揺れている生物です。

どうも口がないようなので、どうやってご飯を食べているのかと思えば、葉っぱのような細胞ひとつひとつが、他の細菌が分解した残り物をもらって細胞分裂して、この形のまま大きく成長するものです。

あの葉っぱのようなものが栄養を吸収する面です。

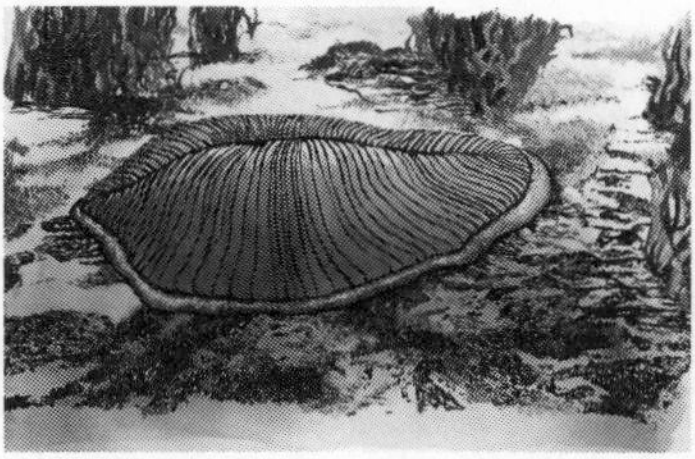
五億五千万年前　ディッキンソニア

次に出てくるのが、「ディッキンソニア」です。
栄養の吸収面を海底に付けます。土壌の中にいる細菌たちが分解してくれたものをもらって生きています。
そこにじっとしていると、栄養を吸い尽くしてしまうので、吸収する細胞と動く細胞に分かれて、動いて新しい場所に行って、また栄養を吸収するという動物です。

この次に出てくるのは、その吸収する面を内側にして筒状になり、海底の泥の中に潜り、口から泥を入れて泥の中にいる土壌細菌が分解した栄養をもらい、お尻から泥を出す動物です。

これは今でもいます。ミミズです。

ミミズの動きは蠕動運動で腸そのものですね。

最初の動物は、栄養を吸収する面、腸から発達しています。

脳のない動物はいても、腸のない動物はいません。

動物の基本は腸です。

植物は、栄養を吸収する面を土の中に入れ、根っことして、土壌細菌に栄養をもらいます。

根を張ってしまいますから、動けません。

最初の動物は、動いて土の中にいる細菌たちから栄養をもらいます。

さらに進化して、手足ができて地上を闊歩するようになると、口から泥が入ってきませんから、有機物をかじって細かくする歯と、考古学上から見ても腸内に土壌細菌を飼っておかなければなりません。
土をどんどん口から入れれば、土壌細菌たちは常に入ってきますが、土が入ってこなくなった動物たちは、空気中にいる細菌や食べ物についている泥の細菌たちを、効率よく増殖して送り込むために、口という暖かくて湿り気のあるところを作ったのです。

考古学的に生物を見ても土壌細菌と腸内細菌は同じでないとおかしいのです。腸内細菌と土壌細菌がそんなに変わらないものだから、ウンチはすぐに土に帰るのではないでしょうか。

人は腸内細菌を常に入れ替えて生きてきた

腸内細菌は生まれて一年のうちに固定するとか、入れ替わらないとか言われますが、私は常に入れ替えて、どんどん補給することが大事だと思います。

これも大昔の話になりますが、人の祖先がアフリカのエチオピアあたりを出発して北はシベリアまで行き、ベーリング海峡を渡ってアメリカ大陸を横断して世界に広がりました。

その地域地域で活躍している細菌は気候や風土によって多少異なりますが、食べるものもどんどん変化します。

人は腸内細菌を常に入れ替えたり、足したりすることができたので、生きていくことができたのだと思います。

海外旅行に行き、食べ慣れないものを食べるとお腹をこわしますが、これは、違う細菌が入ってくるか、入ってきた食べ物がうまく分解できずに、通常の発酵と異なった発酵になるとお腹は感知して早く出せと命令するのです。

しかし、時間が経てば、お腹がこわれなくなるのは、その食べ慣れなかった食べ物を分解する細菌が居着いて、もともといる細菌たちと折り合いをつけ、その人のためにちゃんと分解をするようになったということではないでしょうか。

このことからも細菌は胃で殺されるものばかりではなく生きて通過し、新しく入ってきた食物を分解する有用な細菌は、居付くと考えられます。

日本人の腸には、欧米人にいない腸内細菌がいるそうです。それは海藻を分解するために必要な細菌だというのです。

これも海に囲まれた土地に住む日本人の祖先が、食べるものに困って、波打ち際に上がっていた大量の海藻を見て、これが食べられれば、生き続けられると考え、今までの祖先が食べてこなかった海藻を食べてみたのではないでしょうか。

海藻を分解する腸内細菌がいないので、最初はお腹をこわしたでしょう。しかし一カ月もすれば分解菌群の中に海藻を分解する細菌も組み入れられて、お腹をこわさなくなったので生き続けることができ、日本列島に住むことができたのです。

このように、人は長い歴史の中で、食べたこともないようなものを、生きていくために口に入れ、チャレンジしていったのです。

世界中に人類が広がっていったということを考えると、腸内細菌は常に入れ替わると考えた方が自然です。

最近、お母さんの子宮の中も細菌だらけだという論文がありましたが、細菌を子宮の中で受け取っても、それを一生変化なしに持っているわけではありません。生きていくためには、常に変化させなければならないのですから。

五章　腸内細菌を殺す日本の食は安全ではない

単位面積当たりの農薬使用量は中国より日本の方が多い

私は、肥料や畜産の飼料について研究しているので、農家や畜産農家、漁業などの現場によく行きますが、日本の食が安全だとは思いません。

有機栽培の農家は五％以下ですし、無農薬で野菜を作っている農家は〇・二％です。

アメリカやヨーロッパでは、有機野菜、無農薬野菜、添加物を抑えた食品のスーパーマーケットが多くあり、結構、賑わっています。

ハワイでもありました。無農薬の野菜から、石鹸や日用品に至るまで安心安全な商品を売っています。日本ではあまり見かけません。日本の食は安全という間違った意識が働いているように見えます。

中国が農薬の消費量世界一位ですが、農地が日本よりはるかに大きいので、単位面積当たりの農薬の使用量は日本の方が多いかもしれません。

作物に含まれる残留農薬は、日本の方が多いという話を聞いたことがあります。もしかしたら残留農薬で見たら、中国の野菜の方が少ないかもしれません。よく契約農家で、「顔が見える農作物」として販売している野菜を見かけますが、顔が見えてもどういう作物かわかりません。そこに書かれた野菜の紹介で、一一回しか農薬をかけていませんという表示を見たことがあります。本来は何回農薬をかけているのか恐ろしい状況です。

二〇二〇年の東京オリンピックの選手村で出される食材の話です。日本で生産された野菜はほとんど使われないかもしれません。残留農薬と硝酸態窒素《しょうさんたいちっそ》が基準を超えているようです。日本の野菜が安全と思っているのは、日本人だけのようです。

「東京は蝉の声がうるさい」という、農薬で蝉がいない田舎

私は、よく農家を回ります。そこで見たものは、農薬の嵐です。

ある夏のことでした。田舎の農家の方が東京に出てきて発した言葉に驚きました。以前、会社が新宿御苑のそばにあり、そこでの一言です。

「東京は蝉の声がうるさい」

「えーっ！　田舎の方がうるさいのではないですか？」

そこで、のどかな田園風景の広がる田んぼにお邪魔しました。蝉の声が聞こえないのです。

すると塩素のような臭いがしてきました。はるか向こうの風上で、羽を広げたトラクターがモウモウと農薬を散布しているのです。それが風に乗って飛んできたのです。

あわてて口と鼻を覆って家の中に飛び込みました。蝉の鳴かない原因はこれ

です。東京は、農薬を木々に撒かないので、蝉が繁殖しているのです。

農協の配る作物を育てるカレンダーには、「この作物にはこの時期にはこの農薬を撒いて」とこと細かに書いてあります。農家の方は忠実に農薬を農協から購入し、実行するのです。

もし、農薬はいらないと言ったら、せっかく作物が育っても農協は買取りを渋ります。何が何でも農薬を買わせ使わせるのです。

消毒剤が耐性菌を生む

あるトマト農家に行きました。ハウスでトマトを栽培していますが、やはり病気が怖いと農薬を撒くのです。が、撒いてもそのうち農薬が効かなくなるというのです。

これは何が起こっているかというと、細菌の特徴として、食べ物と住処のある細菌はその農薬に対して必ずと言っていいほど耐性菌になるのです。その農薬では死なない細菌になってしまうのです。

トマトに付いた病原菌はトマトを餌にしています。ハウスの中は温度もあり湿度もあり、病原菌にとっては環境が整っているのでしょう。トマトの病原菌を含めていくつかの細菌が耐性菌になります。

農薬で多くの細菌がいなくなるので、拮抗状態が解放されトマトの病原菌が増えます。この病原菌は耐性菌なので消毒をしても死にません。

薬剤メーカーは薬剤を研究開発し新たな農薬を投入するのですが、また耐性菌になり、さらに新しい農薬の投入を繰り返しますが、いたちごっこです。

さらには、スーパー耐性菌といって、何をしても死なない細菌になってしまうこともあるのです。

人の病気でもスーパー耐性菌が発生し、死亡例も出ています。

何をやっても耐性菌は死にません。患者が院内感染してしまい、発病しても治せないので、病院を閉鎖するということにまで発展するかもしれません。

「無菌豚」の豚舎は消毒の嵐

養豚場での話です。そこの豚は生まれてから半年で出荷するそうです。出荷前の二カ月は薬が使えないので、生まれてから四カ月（一二〇日）の間に何百という薬を投与するそうです。

今では、無菌豚というのがあり、コンクリートの窓のない豚舎で、部屋の中をやたらに消毒します。また、そこに出入りする人も徹底的に消毒して細菌を持ち込まない方式だというのです。

私は、無菌豚というのは腸内細菌もいない豚で、腸内細菌がいなければ、腸が栄養を吸収できないのだから、普通の餌ではなく、特殊な餌なのかと考えました。

腸内細菌がいなくても飼育できる餌は何かと、豚の餌を販売している大手の飼料販売会社の養豚の営業担当の方にお話を伺いました。

「無菌豚ということは、腸内細菌がいないわけで、飼料が特殊でないといけないと思うのですが、どういう飼料を供給しているのですか？」

「普通の飼料です」

「えーっ！　無菌豚って成立するんですか？」

と質問すると、

「どうなんですか？」

と反対に質問をされてしまいました。これは無菌豚ではありません。外界の細菌から遮断されているだけです。

豚舎は消毒の嵐で、抗生物質や予防注射や、とにかく人の考える悪玉菌の徹底除去をしているのです。

こんなことをすると豚の腸内細菌が偏り、栄養も満足に取れなくなり、本来美味しいはずの脂身が減り、美味しくなくなります。
さらに免疫力が低下して、普通にいる今まで無害だった常在菌による病気が発生するかもしれません。さらに殺菌が裏目に出て、スーパー耐性菌が出てきて取り返しのつかないことになるかもしれません。

またウィルスは細菌と違います。抗生物質も効きませんし、消毒剤も効かないウィルスもいます。免疫力が低下すると、ウィルスにおかされることもあります。現に豚コレラなどのウィルスの病気が流行っていますが、消毒漬けの豚さんたちは免疫力が弱まり、簡単に病気になってしまうのです。

細菌で生かされている動物を細菌からシャットアウトするやり方は、まともではありません。

そこから生産される豚肉は薬漬けです。これが果たして安全でしょうか。スーパーマーケットにアメリカ産の豚肉と日本産の豚肉が並んで販売されています。

アメリカの豚肉の方が赤いので、まだ健康な豚なのかなと思います。アメリカの豚の飼育を見たわけではないのですが、どちらの豚肉の危険度が高いかわかりません。

和牛の正体

高級な牛肉といえば和牛です。和牛の育て方は、ある時期になると、配合飼料からビタミンを抜いて、高カロリーの餌を与え続けます。

牛の血液中に糖が入り、その糖が筋肉の筋に入って脂になり、これがサシです。

そのサシの入った牛が問題です。血糖値が上がり血液がドロドロになります。まず、牛は眼底出血で目が見えなくなります。さらに血液がドロドロになると末端に血液が行かなくなるので、立てなくなります。ヨロヨロしてから出荷するのですが、トラックの荷台と牛舎の間に歩み板をかけ、ヨロヨロの牛を荷台にあげなければなりませんが、うまく渡りきればAの幾つとランク付けされて何百万円という商品になりますが、途中で力尽きて歩み板から落ちてしまうと大損することになります。

そうです、牛を糖尿病の末期状態にするのです。人なら血糖値が上がったと言って病院に行き、食事を制限するなど対処しますが、牛は高カロリーの食事を与え続けられ、糖尿病がどんどん進行して行きます。

血液がドロドロになり動脈硬化で病原菌に感染しやすくなるので、様々な薬が与えられるのかもしれません。そういう薬成分は脂に入ります。そんなサシの入ったお肉は安全と言えるでしょうか。

最近、牧場で放牧をして草だけを食べさせている牛の肉が話題です。サシはあまり入っていませんが、土と戯れているので、土壌細菌が牛の腸に入り、牛自体も健康です。そんな健康な牛のお肉は美味しいでしょう。

実際に私は、福岡県の宗像市にある牧草で飼育している牧場の牛の肉を大変美味しくいただきました。しかしこれらはサシの入った肉ではなく、赤肉で、高級というイメージではなく、販売に苦労されているようです。

乳首を消毒するから乳房炎になる？

乳牛も問題です。乳牛は乳房炎になると膿が牛乳に混入しますが、ある基準以上になると出荷停止になります。乳首からバイ菌が入り、それが白血球と戦って死んだバイ菌や白血球の残骸が膿です。

それを抑えるために乳牛に抗生物質を与えると牛乳に混入しますので、与えられないのです。

もしかすると乳首を消毒するから何かの耐性菌ができて、乳首から細菌が侵入して乳房炎になるのかもしれません。そういえば人間のお母さんも、赤ちゃんにお乳をあげるときに乳首をアルコール消毒している人がいますね。これはやめた方がいいです。

アルコールや消毒剤のついたガーゼなどで乳首を拭くと、そこでも耐性菌になる可能性もありますし、消毒剤が赤ちゃんの腸に入ってしまいます。

お母さんの子宮の中は無菌です。赤ちゃんは無菌で生まれてきますので、腸内細菌もいません。原始時代でしたら土の上に赤ちゃんは生まれます。赤ちゃんは土壌細菌を腸に入れるために、手についた泥も積極的に舐めます。赤ちゃんがなんでも舐めるのは、腸内細菌を取り込むためです。

腸内細菌がいないと栄養や身体中で使う物質が作れませんから、生きていくためには、生まれ出たらまず細菌の取り込みをして、腸内細菌を宿さなければならないのです。

どの動物もそうですが、子供を産むときにはウンチも一緒に出ます（人もそうです）。お母さんのウンチの中には腸内細菌が含まれます。

動物によっては、積極的に赤ちゃんがお母さんのウンチを食べる動物もいます。うさぎはお母さんのウンチを食べることで有名です。

こんな話をある産婦人科の先生に話したところ、人間の赤ちゃんが生まれる時に、産道で回転しながら(回旋)出てきて、最後、アゴでお母さんの直腸を押して頭が出たら、赤ちゃんの口がお母さんの肛門を覆うようになると話されていました。そういう意味では、お母さんの腸内細菌を受け継ぐという話は、正しいのです。

コアラは揮発性で毒性の高いユウカリの葉を食べるので、お母さんコアラは腸の中に特殊な細菌を持っています。

赤ちゃんコアラはユウカリの葉の毒性を分解する腸内細菌をもらうために、お母さんのウンチを食べます。

細菌を取り込むことによって、ユウカリの葉の毒を消し、栄養も吸収できる体になり、免疫力がつきます。

口から入った細菌は、胃液の酸で殺されるのではないかとよく言われますが、無菌で生まれてきた赤ちゃんの腸に、成長すると何百兆の細菌がいることを考えると、生きて腸まで到達しているものも数多くいて、有用なものが定着すると考えた方が自然です。

マグロも次亜塩素酸漬けにして冷凍される

日本はおろか、世界中からマグロを輸入して、比較的安価でスーパーに卸している会社の工場を見ました。冷凍されたマグロが次々とまな板の上に乗り、解体されていきます。

工場の中は塩素の匂いが充満しています。刀のような包丁は切るたびに次亜塩素酸の入ったバケツに突っ込まれ消毒されます。まな板も常に次亜塩素酸を含んだ雑巾で拭かれています。

そこの工場では、羊羹ぐらいの大きさにサク取ったものや、すぐにでもスーパーマーケットに並べられるように薄くスライスされてお刺身として食卓に出せるようにしたものが作られていました。

これらは、次亜塩素酸漬けで冷凍されます。そして食卓にのるのです。海外から運ばれてきたマグロがなんと安価に新鮮に食べることができるのは消毒剤のおかげとも言えるのです。

豚肉も牛肉も鶏肉も冷凍されていますが、すべて次亜塩素酸漬けにしてから冷凍されます。次亜塩素酸のおかげで、細菌たちにおかされないのです。ところが口元まではＯＫなのですが、腸に行くと腸内細菌を殺してしまいます。

ほとんどのコンビニやスーパーマーケットのおにぎりやお弁当にも保存料が入っています。ここで食中毒を出しては、営業停止になり大変なことになりますから、食中毒にならないように保存料やペーハー調整剤などが入っています。

私は山に登るのですが、山仲間の間ではコンビニのおにぎりは便利な食材と言われています。〝何日持ち歩いても〟美味しく食べられるということです。

お茶を飲まない、お茶農家の息子さん

ある仕事で、お茶農家の息子さんと営業に出かけ、営業先でお茶を出されました。私は、あまりにも美味しそうなお茶だったのでお代わりをもらいました。ふと隣を見るとお茶農家の息子さんはお茶に口をつけていません。どうしたのかと思い、

「お茶飲まないの？」と尋ねると

「よく、お茶飲めますね」というのです。

わけを尋ねると、農薬がすごいので飲まないというのです。

お茶の先生は仕事柄お茶を何杯も飲むので、無農薬でお茶を作れないか相談を受けたこともあります。

ペットボトルでお茶を売っているメーカーは、お茶の出ガラシを肥料にしよ

うということで発酵させようとしたら農薬がすごくて、発酵するための細菌が死んでしまって発酵しなかったという話を聞いたことがあります。

とにかくお茶は虫がつくので、大変です。埼玉県に無農薬でお茶を作っている農家があり、行って話を聞いて見ると、本当に苦労して作られています。無農薬でお茶を作るとやはり虫がくるので、お茶の木は忌避効果のある物質を出すため、お茶がまずくなるそうです。そういえば今まで無農薬のお茶を買って飲みましたが、あまり美味しくありませんでした。

そこの農家さんは儲けそっちのけでいろいろ試して、美味しいお茶を作ることに成功したそうです。私は、そこのお茶を飲んでいますが、本当に美味しいですし、安心して飲めます。

六章

腸内細菌のバランスの乱れが病気をつくる

クローン病や潰瘍性大腸炎も常在菌のバランスの崩れ

世の中にいるお医者さんのほとんどは、腸内細菌のことを知りません。知っていたとしても、「乳酸菌が善玉菌」の類いの腸内細菌の話です。

口からお尻の穴までの内側から外側すべて常在菌が体にバリアを張り、病原菌から防いでいて、腸内ではガンに対抗する免疫とアレルギーに対抗する免疫刺激物質を作っていることも、腸内細菌がビタミンやアミノ酸を作っていることも知らないので、腸内細菌が原因で起こる病気は治せません。

口からお尻までの常在菌バリアのバランスが崩れ、バランスが崩れたために増えた細菌が炎症の原因となると、お医者さんは細菌におかされたとして殺菌してしまいます。そのため、さらにバランスを崩し、症状が悪化することもあります。

クローン病や潰瘍性大腸炎なども、このような常在菌のバランスの崩れで起こると思われます。

膵臓がきちんと働いていれば、インスリンも変性せず、量も十分出るでしょう。そのためには、腸内細菌が膵臓のエネルギーとインスリンの材料を十分に送らなくてはなりません。

腸内細菌を殺してしまうような食品が問題だと思います。アルコール類も消毒剤ですから、糖尿病にはよくありません。

ヨーロッパでは、アルツハイマー病の原因と予防の方法が研究されています。原因というのは、人が脳を使うと、神経細胞などが死に、脳にゴミが溜まるそうです。そのゴミが溜まっていくと脳が萎縮して、アルツハイマー病の原因になるというのです。

本来、脳に溜まったゴミは血管に運ばれ除去されるそうですが、血管や血液が良くないとゴミが除去されずに溜まってしまうというのです。

その予防方法は、タンパク質、野菜、でんぷん、脂質の栄養をバランスよく食べ、睡眠を十分取ることだそうです。

これはまさに腸内細菌のバランスを良くしろということで、特に、アミノ酸が十分できれば、寝ている間に体を修復するので、血管を綺麗にして血液をサラサラにします。

腸内細菌がいい状態でいることが、アルツハイマー病の予防といっても良いでしょう。

私の母親も五〇代から血圧が高いと言っていました。母はお酒を飲まないのですが、長年にわたり食品添加物や保存料を食べて、腸内細菌を殺してしまったので、腎臓に必要な栄養を送れなかったのでしょう。そのために血液をきれいにすることができずドロドロになり、血管にも栄養がいかず、血管の弾力性を失っていたのでしょう。

弾力性を失って細くなった血管にドロドロのものを通すためには、心臓は高い圧力をかけなければ、全身に血液を送れません。高血圧の原因がよくわかっていないのも腸内細菌が関係しているからだと思われます。

また母は、六〇代になると血糖値が高くなって糖尿病予備軍だとお医者さんに言われました。この頃には、周り中に血糖値の高い人が増えて、歳を取れば血糖値は上がるもんだぐらいに考えていました。

しかしこれも、食が悪いために、腸内細菌のバランスを崩し、膵臓に栄養やインスリンの材料をきちんと送らないためになるのではないでしょうか。なぜ糖尿病になるのか考える必要があります。

母の場合、土壌細菌を二〇年前から食べるようにしています。

今はすっかり健康体になって元気です。

生活習慣病は個人個人の生活習慣が悪いのではない

年々増える生活習慣病、これは個人個人の生活習慣が悪いのではなく、殺菌剤や食品添加物の摂取量が年々増えていくことに関係しているのではないでしょうか。

そうなると生活習慣病は病気ではなく、腸内細菌を殺して、ならなくてもいい病気になっているということになります。

毎日必ず、保存料や食品添加物、殺菌剤などを体に投入しています。腸内細菌を含めた体の内側の常在菌を痛めつけ殺しています。

糖尿病の悪化、脳梗塞や心筋梗塞なども、歯周病菌が原因の場合もあるなどと言われています。

これらは殺菌剤の入った歯磨き粉や殺菌剤の入ったマウスウォッシュ剤が、歯周病菌を耐性菌にすることが原因です。

腸内細菌は、さまざまな物質を腸内で作り、七〇％の免疫を司ると言われます。**腸内細菌は人が健康に生きていくための基本です。**

ヒポクラテス曰く「人は誰でも百人の名医を体の中に持っている」

現代医学の父であるヒポクラテスの言葉です。

ヒポクラテス曰く「人は自然から離れるほど病気に近づく」

大自然から離れて、動物を排除し、虫を排除し、草木を排除しコンクリートで土を覆ってしまった都市。

さらに不自然な化学肥料、農薬で作られた作物。抗生物質やホルモン剤、その他の薬剤を大量に投与された畜産物、消毒剤や抗生物質を投与された養殖の魚介類。冷凍される前に次亜塩素酸に漬けられた冷凍の肉や魚介類。加工食品には食品添加物や保存料。

人は本来、自然の森に住み、自然に生きる植物や動物を食べていたことから考えると、文明の歴史は自然から遠のく一方で、土壌細菌に触れる場がありません。

ヒポクラテス曰く「食べ物で治せない病気は医者にも治せない」

身体中で使われる物質は腸内細菌が作っているので、腸内細菌に餌を与えないと病気になってしまう。

ヒポクラテス曰く「食事を薬とし、薬は食事とせよ」

食べたものは、すべて腸内細菌の餌で彼らの生産物質が共生関係である、人の生きていく糧。彼らが人の免疫の七〇%を司るので、彼らの食物をバランスよく腸に送り込むことが、病気を治す唯一の方法です。

ヒポクラテス曰く「人は誰でも百人の名医を体の中に持っている」

まさに、腸内細菌が人の免疫の七〇％を占めるので、彼らが名医ということでしょう。

ヒポクラテス曰く「病気は食事療法と運動によって治療できる」

腸内細菌と人は共生関係であり、腸内細菌から見れば、人が元気に動き回って食料を確保してもらわなければならない。それ故、適度な運動とバランスのとれた食事は病気を治す条件であり、病気にならない体を作る条件でもあります。

ヒポクラテス曰く「自然治癒力こそ真に病を治すものである」

薬は対症療法であり、症状を抑えても病気は治りません。病気の原因を改善することを自然治癒力といいます。人の生きるための根本は腸内細菌、ここを大事にすれば自然治癒力が働きます。

ヒポクラテス曰く「健全なる体を心がけるものは完全なる排泄を心がけなければならない」

腸内細菌がバランスよくあれば、ウンチは臭くなく、黄色く、水に浮き、するっと出ます。こんなウンチをするために心がけなければいけないということです。

このようにヒポクラテスの格言の中には腸内細菌に当てはまるものがあります。二四〇〇年以上前に腸内細菌の存在を知らなかったヒポクラテスが、病気の人や病気が治癒した人を素直に観察することで、わかったことだと思います。

腸内バランスは一人一人違う

健康な人同士でも腸内バランスは違います。不健康な人同士でも違います。親子でも兄弟でもバランスが違います。

これは腸内で活躍しているごく一部の細菌を見て言っているのです。

便移植は、腸内細菌のことがさっぱりわからないので、健康な人の腸内細菌を不健康な人に注入すれば良いのではという単純な発想です。


以前、日本で便移植をやっている先生とお話をする機会があり、

「腸内細菌は土壌細菌だから、人のウンチを注入するなんて気持ち悪いことをしなくても、土壌細菌を飲めば、便移植したのと同じ効果があります」

と伝えたところ、先生は急に怒り出し、

「おまえ！　その土壌細菌に入っている細菌は全部調べたのか！」

と言われましたので、

「先生はウンチの中に入ってる細菌は全部調べたのですか？」

と言ったら、先生は黙ってしまいました。

先生は、一回注入したら居着くと言っていましたが、その人の生活習慣が腸内細菌を偏《かたよ》らせ、体の調子が悪くなっているのだから、そこを改めない限り、

またおかしくなります。

生活習慣を改めると言っても、それこそ無人島へ行って、島にある自然の食べ物を食べて、前の海で捕れた魚を食べていれば、改められるかもしれませんが、世の中悪いものだらけで改めようがありません。

必ず、またおかしくなるのは目に見えていますが、一回の施術に七〇万円から一二〇万円かかるので、そう簡単に人のウンチを入れるわけにはいきません。土壌細菌を飲んだ方が自然です。自然界ではそうしているのですから。

「善玉菌、悪玉菌、日和見菌」に物申す

私たちは「バイキンこわーい」といってすぐ消毒をします。バイキンといえば悪玉菌のイメージです。特に腸内細菌でよく聞かれるのが、善玉菌、悪玉菌、日和見菌です。

特に乳酸菌は善玉菌で有名です。本当にそうでしょうか。

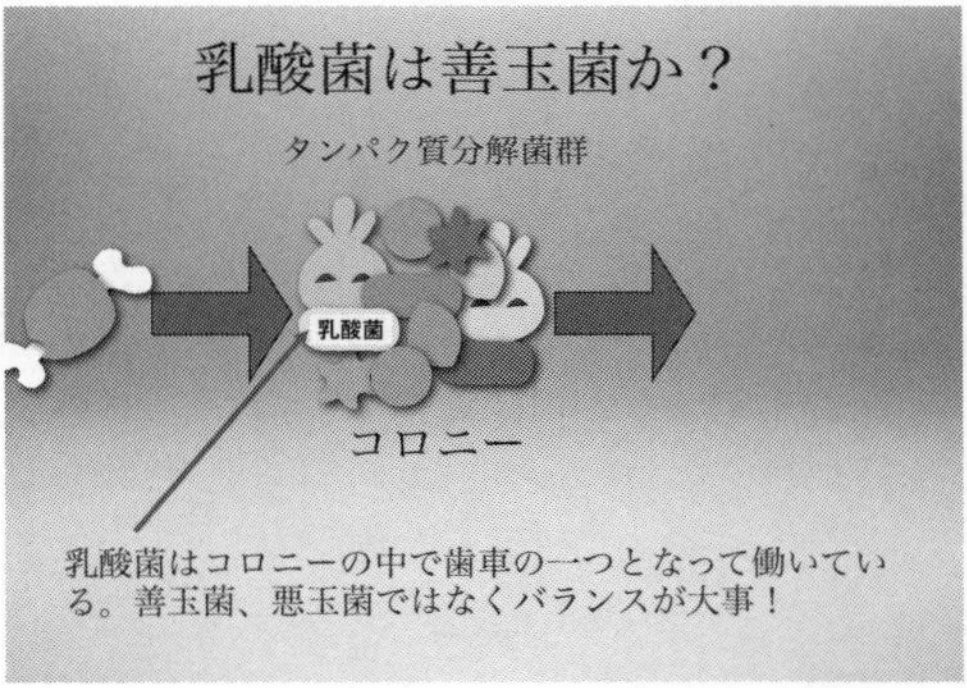
乳酸菌は善玉菌か？
タンパク質分解菌群
乳酸菌
コロニー
乳酸菌はコロニーの中で歯車の一つとなって働いている。善玉菌、悪玉菌ではなくバランスが大事！

前に述べたように地球の環境は四つの分解菌群が作ります。そのコロニーの中で様々な乳酸菌も働いています。

腸内も同じで、例えていうと栄養や人に必要な様々な物質を作る「工場」であるコロニーの中でも乳酸菌は働いています。

工場の工員さんとして乳酸菌さんは、栄養を作るラインに並んで仕事をしているのです。例えば、ねじ回しを持った工員さんが乳酸菌さんだとしたら、大きなねじ回し、小さなねじ回し、プラスのねじ回し、マイナスのねじ回しなど持った、何種類、何万種類かもしれない様々な乳酸菌さんが働いているのです。

今の考え方は、一人の乳酸菌さんはあまりにも人柄が良いので、たくさん採用しましょうと、工場に同じねじ回しを持った乳酸菌さんばかりを送り込むのです。

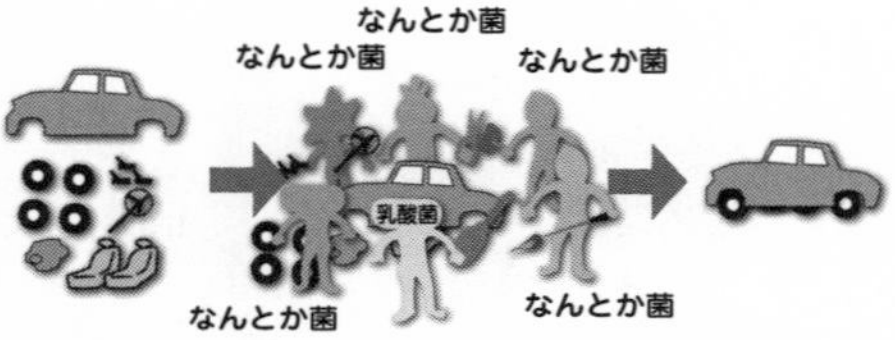

食べ物が　コロニーの工場で　栄養になる。

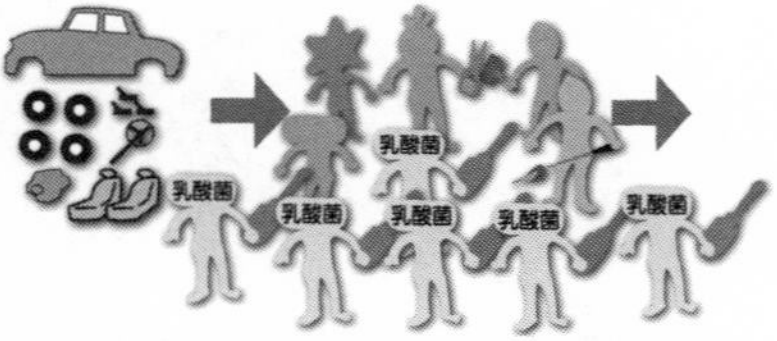

同じ種類の乳酸菌を投入してもあまり意味がない。

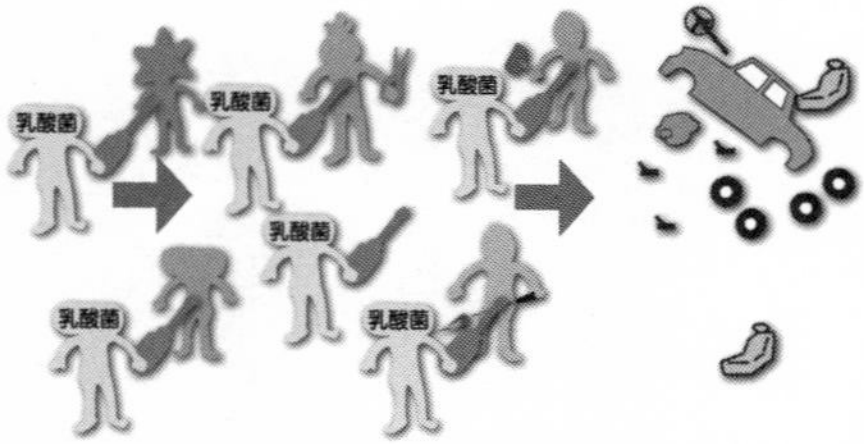

大量に投入された乳酸菌は他の細菌を殺してしまう。

ラインに並んで栄養を作っているので、そこに一種類の大勢の乳酸菌さんを投入してもラインに入ることができず、仕事がないので効率は上がりません。

それよりももっと怖いことが起こります。

乳酸菌はとても強い細菌で、大量に同一種類がいると他の細菌を殺してしまいます。

一時期、乳酸菌を畑に撒く農法が流行りましたが、様々な土壌細菌を殺してしまうために、五年続けると畑がおかしくなりました。

乳酸菌は同一種類がたくさんいると他の細菌を殺すのです。

テレビでも流れました。乳酸菌が病原性の細菌を殺していく映像です。

乳酸菌はどの細菌が人間の病気を発症させるか知らないので、全部殺してしまいます。

この仕組みを使った日本の古来からある食品が、日本酒です。

お米を蒸して麹を振りかけます。麹菌がデンプンから糖を作ります。

糖は、いろいろな細菌が好きなので様々な細菌が増殖します。人から見ると雑菌が増えるということです。

この段階で雑菌が増えるとお酒にならないので、ここで乳酸菌を投入します。そして乳酸発酵させて雑菌を一掃してしまいます。この乳酸発酵の環境の中では酵母菌が活躍できる唯一の菌です。

酵母菌は、できた糖をアルコールに変え、日本酒が出来上がります。

この乳酸発酵のさせかたの違いで、「山廃《やまはい》仕込み」と「生酛《きもと》」という名前がついています。日本人は、昔から乳酸発酵をさせると他の細菌を殺すということを感覚と経験で知っていたのです。

乳酸菌が大量に腸まで届くと腸内細菌を殺す

腸内では、乳酸菌だけでなく、様々な細菌がタンパク質分解菌群、でんぷん分解菌群、油脂分解菌群、セルロース分解菌群のコロニーを作り、身体中で必要な物質を、食べた動物や植物から作っていることは前に述べました。

このことは土壌細菌が土の中で動物と植物を分解し、植物に必要なミネラルやそのほかの栄養素（アミノ酸やビタミンも必要だということがモノの本に書いてありました）を作るのと同じです。

この土壌細菌が口から入って、食べ物と一緒に腸に送られ、腸内でもタンパク質分解菌群、でんぷん分解菌群、油脂分解菌群、セルロース分解菌群を形成するのです。

人の膵臓からタンパク質分解酵素、でんぷん分解酵素、油脂分解酵素は出ますが、セルロース分解酵素を出さないということからも、腸内にいるそれらの分解菌群と重なります。

また人の必要な栄養素と分解菌群が対応することから考えると、四つの分解菌群が活躍していると思われます。

それらの分解菌群の中で分解過程の歯車の一つとして、様々な乳酸菌が働いているのです。

この一種類の乳酸菌を大量に送り込んでも胃で消化され、一つの食べ物として認識されるのです。

アミノ酸とミネラルで腸内細菌が喜ぶかもしれませんが、現代人の腸内細菌は乱れていますので、乱れた腸内細菌が喜んだとしても、何かとてつもなく良いことをすることはないでしょう。

怖いのは大量に同一種類の乳酸菌が腸まで届いた時、乳酸菌は他の細菌を殺し始め、分解菌群の機能が落ちることです。

乳酸菌が大量に届けば他の腸内細菌を殺し、腸内環境のバランスを崩すのです。

腸まで届く乳酸菌は危険だということになります。

また乳酸菌が入ってくると、口からお尻の穴までのバリアが崩れ、例えば腸炎などの症状が出ることです。

乳酸菌生産物質というものもあります。これは、胃で殺された乳酸菌と同じです。

腸内細菌は善玉菌、悪玉菌、日和見菌のバランスが二対一対七がベストバランスと言われますが、善玉とか悪玉は人が勝手に決めたもので、細菌のバランスが崩れれば、善玉と言われるものも悪玉に変身します。

二対一対七の比率は便の中にいる生きている細菌、死んでいる細菌すべての遺伝子から調べたもので、もともと腸にいたものか、後から入って来て通過したものかの判別はできません。

また健康な人で、二対一対七の比率でない人は多くいます。

乳酸菌を摂ると腸内環境を整えるとか、バランスを取るという考え方も、乳酸菌一種類で何を整えるのかもわかりませんし、一種類でバランスを取れるわけでもありません。反対にバランスを崩すかもしれません。

もし本当に乳酸菌がいいのなら、これだけ乳酸菌の商品が出ているのだから、健康な人がもっと増えていいはずです。逆に生活習慣病もガンの罹患率もアレルギーも増えているのです。

世界に目を向けると、健康にはもっと多くの細菌たちが活躍しているのではないかと言われ出し、研究が始まっています。そろそろ乳酸菌信仰から卒業しましょう。

酵素ジュースとは

酵素ジュースというと何か健康に良さそうなイメージですが、ちょっと違います。

発酵しているジュースなので悪くはありませんが、皆さんのイメージは「体に取り入れた酵素が体の中を駆け巡って、あちこちでいいことをしてくれている」というものだと思います。

酵素は細菌や細胞が作るものです。例えば膵臓が腸内細菌からインスリンの材料とエネルギーをもらい、膵臓の細胞がインスリンという調整酵素を作ります。

身体中のあちこちで、臓器や細胞が腸内細菌から材料をもらって、そこで必要な酵素を作るのです。

売られている酵素ジュースの酵素は、野菜や果物についた細菌が作った酵素か、その植物に含まれるその植物が利用していた酵素です。

その酵素は人の体の中では役に立ちませんし、使われません。

酵素ジュースの酵素と、生体で働く酵素とは別のものと考えた方が良いと思います。

酵素はタンパク質なので、腸内細菌に分解されアミノ酸になって吸収されます。それがまた酵素になるかはわかりません。頭が薄くなったからといって、髪の毛を食べても毛が生えてこないのと一緒です。

酵素ジュースは、食べ物としては悪くないと思います。酵素ジュースの成分が必要だった人は、何かが良くなるかもしれません。

動物は食べ物によってしか病気を治せないからです。それも腸内細菌がちゃんと居ての話ですが。

一つ言わせてもらえば、お味噌汁も言うなれば酵素ジュースの一種です。市販されている酵素ジュースよりはお味噌汁の方が、安くていいかもしれません。

サプリメントは化学肥料の考え方と同じ

人は誰でも健康でいたいものです。健康のために運動をするとか、サプリメントで不足しがちな栄養を補給しようと考えています。

運動は健康のためにとても良いことですが、サプリメントによって足りない栄養を安易に補うのは問題があります。

サプリメントとは、例えばビタミンCが足りないからビタミンCを補給する。カルシウムが足りないからカルシウムを補給するというものです。

本来の体の仕組みは、カルシウムを取り込むには、ビタミンKやビタミンDが必要で、ビタミンDはお日様に当たることで作られます。

ビタミンDも、何もないところから作られるわけではなく、腸内細菌が有機物からビタミンDの材料を作っておかなければなりません。

カルシウムだけ送り込んでも、うまく吸収されるかは疑問です。その動物に必要な物質は、腸内細菌が有機物から作るというのが動物の六億年かけて培ってきた仕組みです。

ここ一万年の間に知恵がついたポッと出の人類が考えついた安易なやり方では、健康を手に入れることはできません。


いい例があります。

農業で、その植物に必要と思われる窒素、リン酸、カリウムの化学肥料を入れれば植物が育つかというものです。

これはまさにサプリメントと同じ考え方です。化学肥料で育てた作物が健康に育っているでしょうか。免疫力が弱く病気にすぐおかされます。そのために病原菌を殺す農薬が必要になってきました。味は落ち、栄養価は下がり、病気に弱い植物になります。

まさに、サプリメントとは化学肥料の考え方と一緒ではないでしょうか。サプリメントの中には人に化学肥料を与えているのと同じようなものが多々あります。

土の中では、土壌細菌が砂粒の周りにお台所のヌルヌル（バイオフィルム）を張り、そのバイオフィルムの中に分解されたミネラルを埋め込み、植物の根っこは、バイオフィルムに包まれたミネラルを吸収する仕組みになっています。

化学肥料を入れた土壌はどうなるかというと、化学肥料は土壌細菌の餌ではありません。田畑は、動物、虫、植物の侵入をさせないので、土壌細菌の餌が極端に減り、土壌細菌たちは休眠し、芽胞になり小さくなって、雨が降ると流れていってしまいます。

同じことが腸内で起こってもおかしくはありません。ビタミンなど腸内細菌が作る物質を外から与えてしまうと、ビタミンは腸内細菌の餌ではないので、活動を中止して逃げ出してしまうかもしれません。

腸内細菌が作る栄養素は、入ってきた有機物（食べたもの）から腸内細菌が分解合成して、腸と腸内細菌が協力して作った、バイオフィルムに埋め込み、それを腸が取り込みます。

有機物でないサプリメントは、腸内細菌がかかわれないためにバイオフィルムに取り込まれず、吸収できないものもあるかもしれません。

七章　細菌だらけが健康にいい！

口からお尻の穴まで細菌がバリアを

腸内細菌の働きがわかってくると、腸に対して、やってはいけないことがわかってきます。

保存料は細菌の増殖を抑えるものです。

消毒剤は細菌を殺すものです。

抗生物質はこれもまた細菌を殺すものです。

腸内細菌は、人が生きていくために必要な、身体中で使うあらゆる物質を作っているのに、それを殺すものは安全でしょうか。

今では研究が進み、感情や性格まで腸内細菌が関係していると言われます。

多くのお医者さんは腸内細菌のことを習わないので、腸内細菌は全く無視しています。

腸内細菌が関係して起こる病気は原因がわからないので、難病指定されているものもあります。

口からお尻の穴まで細菌が覆っていてバリアを作り、病原性の細菌の侵入を防いでいます。これをお医者さんは知りません。

例えばクローン病という難病指定された病気があります。この病気はこのバリアが剥がれ、そこから細菌が入り炎症を起こします。

お医者さんから見ると、悪い細菌が入ったから消毒という発想になります。これを続けている限り症状はどんどん悪くなります。

潰瘍性大腸炎もバリアが剥がれて、炎症を起こす病気です。というより病気ではありません。

消毒のせいでバリアが剥がれただけです。人災です。

バリアを修復すれば元に戻ります。バリアは細菌たちが作るのですが、その細菌たちが悪さをする環境とは、どういうものでしょう。

皮膚常在菌も病原性細菌の侵入を防ぐ

口からお尻の穴までの内側は、細菌がバリアを張り巡らし、病原性の細菌の侵入を防いでいます。

外側の顔や手や足やお腹や背中はどうでしょう。ここにも皮膚常在菌が余すことなくバリアを張り巡らしています。

彼らは何をしているのかというと、皮脂を食べて脂肪酸とグリセリンを作っています。これは化粧品でいうと保湿剤です。肌がカサカサにならないように保っています。

もう一つ重要な役割としては、様々な細菌がひしめき合っているというのは、餌の取り合いということです。これを拮抗状態と言います。

この状態であると何がいいのかというと、例えば破傷風菌のような病原性の細菌が来た時に、他の細菌たちがひしめき合って、餌の取り合いをしていますから、破傷風菌の餌がないために生きていけないのです。

餌にありついた何匹かの破傷風菌は入るかもしれません。しかし数が少ないので病気を発症することはありません。

皮膚に貼り付いた数少ない破傷風菌は何をするかというと、保湿のお手伝いや拮抗状態を補佐して、他の悪い細菌の侵入を防ぐのです。

えーッ！　病原性の細菌が人を守る？

意外に聞こえるかもしれませんが、そうなのです。

南方の島に行くと、川の中にコレラ菌が平気でいます。びっくりしてしまいますが、何をしているかというと、川を浄化する細菌の一つなのです。

私たちはどうしても人に良いことをする細菌を善玉菌、悪いことをする細菌を悪玉菌と思いがちで、善玉菌、悪玉菌という呪縛から逃れられません。

地球の表面にいる細菌は、すべてが地球の環境を作る細菌なのです。

その中に、こいつは人を病気にする、こいつは植物を病気にする、こいつは魚を病気にするというものがあります。

どういう時に病気になるかというと、バランスが崩れた時です。バランスが保たれていれば、動物や植物が健やかに生きていける環境を作るのです。バランスが崩れれば、何かの病原性の細菌が増えてしまうのです。

もしかすると病原性の細菌は、人が作り出しているかもしれません。

北海道の給食センターでの話です。お肉を切った後など、必ず消毒をします。ここで思い出してください。餌と住みかのある細菌は、消毒剤に対して耐性菌になる、ということは、まな板についた大腸菌は、餌もあるし住みかもあるので、耐性菌になります。

消毒されてもへっちゃらです。大腸菌は我が物顔で、増え続け分裂を繰り返しますが、大量であるがゆえに、分裂の時に遺伝子のコピーミスが起こったとか、タイミングよくウィルスによって遺伝子が書き換えられるなどの突然変異の確率が高くなります。

突然変異は、大腸菌にとって意味がなかったり、生きていけなくなったりで、ほとんどの大腸菌は人に対して悪さをしませんが、中には人に対して毒性をもつものが、数が多いだけにでてくるのではないでしょうか。ちょっと違った遺伝子を持ち、人に悪さをする大腸菌は番号をつけられます。O-157などと。

バランスを崩させるのは人の得意技です。善玉菌、悪玉菌とは人が人の都合で勝手に決めたことです。人が悪玉菌なのでは？

ネパールの田舎では怪我をしたら土を塗る

例えば、カッターで手を切ったとします。細菌たちのバリアも剥がれて生身の肉が出てしまいました。病原性の細菌が入ってしまいそうです。あなたならどうしますか？

今は消毒の時代です。「バイキンこわーい」と言いながら、消毒剤を塗りたいですよね。

消毒剤を塗るとどうなるか、消毒剤は細菌を殺そうというものです。私たちのずっと昔の祖先は細菌です。細胞の作りと細菌の作りは一緒ですから、消毒剤を塗ると細胞にダメージを与えます。傷口からは、血液の他に細胞をつくる材料も出てきますから、これも消毒剤でやられてしまいます。

消毒をすると傷が治りにくく傷跡が残るということになります。

自然界の動物は消毒剤を持っていません。彼らは怪我をしたらどうしているでしょう。

なめています。なぜなら、口の中には様々な細菌がひしめき合って増殖しているからです。その様々な細菌たちを、べったりと傷口に貼ってしまうのです。

そうすることで病原性の細菌の侵入を防ぐのです。

以前に、ちょっと深めにカッターナイフで指を切ったことがあって、先進的なお医者さんに行ったら、サランラップを巻いただけでした。

するとあまり痛みも感じず、傷口も目立たず早く治りました。湿潤療法といって消毒剤を使わない治療です。

今ではこの理論で作られた、消毒剤がガーゼについていない絆創膏が売られています。

こんな話をネパールの友人に話をしたら、ネパールの友人がすごく納得した顔をして、ネパールの田舎では、怪我をしたら泥を塗るというのです。

なるほど理にかなっていると思いました。ちょっと怪我をしたぐらいならなめることもできますが、大きな怪我をしたら泥を塗ることで悪い細菌の侵入を防ぐことができるのでしょう。

多分、自然界の動物もそうしているのでしょう。

それをネパール人の祖先が見て、習慣になったのかもしれません。

人も怪我をしたらなめるのは、細菌から進化してきた私たちに、そのことがどこかに刻み込まれているのですね。

唾に殺菌能力はありません。口の中には様々な細菌が入ってきて、増殖する仕組みになっています。

それを張り付けることで、一種類の細菌の増殖を防ぐ能力があるのです。一種類の細菌を防ぐと言っているのに、なぜ虫歯菌や歯周病菌はやたらと増えるのでしょう。それは後でのお楽しみです。もっと恐ろしいことが口の中で起こっているのです。

様々な種類の細菌がいるところは大自然の中

私たちが生きていく上で、細菌たちに守られ、細菌たちに栄養をもらい、細菌たちに健康で生きていくための物質をもらっているということが理解していただけたと思います。

ということは、様々な細菌がいることが必要だということです。

たくさんの様々な種類の細菌がいるところ、それはどこか？　細菌の餌となるものがたくさんあるところですから、様々な木が生えていて、様々な草が生えていて、様々な虫がいて、様々な動物がいるところは、細菌たちにとって様々な餌があるので、様々な細菌がいます。

そんなところはどこかといえば、大自然ですね。大自然の空気が美味しく感じるのは、細菌たちが動植物の健やかに生きていける環境を作るのですから、その空気は美味しいに決まっています。

また私たちのお腹の中に、彼らがいて初めて健康に生きていけるのですから、取り入れたいに決まっています。だから空気が美味しく感じて、深呼吸をしてしまうのかもしれません。うまくできています。

ところがです。私たちの住んでいる周りを見るとどうでしょう。様々な木を排除し、様々な草を排除し、様々な虫を排除し、様々な動物を排除し、土はコンクリートで覆ってしまっています。

細菌のバランスが崩れています。

さらに消毒好きときているのですから、健康に生きていくのが難しいのも当然ではないでしょうか？

消毒剤の入った歯磨き粉やマウスウォッシュで虫歯、歯周病になるワケ

五章で書いたトマト農家の話で、耐性菌のことを知り消毒はよくないんだなと思いながら、寝る前に歯を磨いていたら、歯磨き粉の中にも殺菌剤が入っているではありませんか。


ちょっと待てよ。歯垢に棲んで温度も湿度も環境抜群、歯カスや歯クソを食い物にしている虫歯菌は耐性菌になってしまうのではないかと思いました。

そこで薬剤メーカーに勤めている親戚に聞いてみました。

「消毒剤の入った歯磨き粉を使うと虫歯菌が耐性菌になることはないの？」と言うと、

「なるよ」と簡単に答えたのでした。

さらに「子供は消毒剤の入った歯磨き粉を使ってから虫歯になり、消毒剤の入った歯磨き粉の売り上げが三倍になれば、虫歯も三倍になっている」と言うのです。

おばあちゃん、おじいちゃんが孫にキスをすると虫歯菌がうつるというのも耐性菌がうつるということです。

おじいちゃん、おばあちゃんだけでなく、消毒剤入りの歯磨き粉を使っている人は、お母さんでもお父さんでも兄弟でも、キスをしたら耐性の虫歯菌がうつるということになり、消毒剤の入った歯磨き粉で歯磨きをしている人は誰もキスしてはいけないということになります。

さらに、口の中ではもっと恐ろしいことが起こっています。消毒剤の入った歯磨き粉や口の中を殺菌する液体消毒剤のマウスウォッシュを使うと、虫歯菌だけではなく、歯周ポケットに棲んでいる歯周病菌も耐性菌になります。寝ている間に、虫歯菌や歯周病菌やその他の細菌などで偏った発酵、腐敗発酵を始めます。だから朝起きた時の口の中は臭くなり、ニュルニュルになっているのです。

このニュルニュルの中には、歯周病菌の耐性菌がいっぱいいるのです。歯周病菌が糖尿病や動脈硬化、アルツハイマー病の原因だとか、臓器の軽微な炎症の原因だとか、腸内環境を悪化させる原因などと言われています。そう言えば、朝、いきなり水を飲んではいけない、ゆすぐか消毒してから飲めと言われているのです。

この話を、色々な所でしていますが、ある中年の男性が「それで納得ができました」と突然言うので、何を納得したのか聞いてみました。

その方は、腕白小僧で、小学校三年生まで顔も洗わなければ、歯も磨かなかったそうです。小学校三年の時に歯科検診があり、その次の日に女性の担任の先生から「あなたの歯は素晴らしい、虫歯が一本もない」と褒められたので、嬉しくなり色気づいて、その日から歯磨き粉を使い、歯を磨くようになったそうです。

その一年後、虫歯だらけになったと言うことです。私の話を聞いて納得していました。

そうです。歯磨き粉を使わず、甘いものを食べなければ、虫歯にならないのです。

今まで会った人の中で、生まれてから一度も虫歯になったことがないと言う人が稀にいました。どうやって歯を磨いているかを聞くと、ほぼ全員が歯磨き粉を使っていないのです。

歯磨き粉の味が嫌で使わなかったという人がほとんどで、歯磨き粉を使わず、みんなブラッシングだけをしているのです。塩を使っているという人もいました。

細菌を敵に回すな！

糖分を取らなければ磨かなくても虫歯にならないのです。そういえば自然界を見ても味噌《みそ》っ歯《ぱ》の動物は見たことがありません。またアフリカの方でも木の枝で磨いている人たちがテレビに出ていましたが、綺麗な歯をしていました。

こんな誰も知らない恐ろしいことを知ったので、自慢げにうちの奥さんに、「歯磨き粉で歯を磨くと虫歯菌が耐性菌になるし、寝てる間に腐敗して、口の中が臭くなるんだよ」というと、

「何バカなこと言ってんのよ」と信じてくれません。どこの奥さんも旦那のことは信じていないんでしょうね。

それでは実験しようということになり、今日は、歯磨き粉で磨いてもらうことになりました。

次の日の朝、口の中を見てみるとニュルニュルになって臭いのです。

その日の夜は、ブラッシングだけしてもらい、土壌細菌と水を入れて、口の中でクチュクチュしてゴックンと飲んでもらいました。

次の朝です。口の中は臭わないし、ニュルニュルもなくサラッとして爽やかなのです。これには旦那に対して疑り深い奥さんも信じてくれました。

それからは、歯磨き粉を使わず、土壌細菌で口をゆすいで飲むようになりました。めでたしめでたしなのですが、このニュルニュルはなんなのかということが気になりました。

このニュルニュルの正体は腐敗発酵です。口の中は耐性菌となった虫歯菌と歯周病菌とその他の細菌で、偏った発酵＝腐敗発酵しているのです。

自然界の動物は、口をゆすいでから水を飲んではいません。動物たちは口の中を消毒しないから、朝一番の水を飲んでもいいのです。

消毒剤を使うと、いて欲しくない細菌が増えてしまうのです。これは何度も言っているように細菌のバランスが崩れるからです。細菌のバランスを取っていれば細菌は味方です。

人体だけでなく、人は環境中にも消毒をやたらにします。消毒をすると細菌のバランスが崩れ、今まで善玉菌であったものさえも悪さをする細菌になってしまいます。

靴下も脇の下も消毒しない方が臭わない

抗菌の靴下を履くと足が臭くなります。これも原理は同じです。

靴下の抗菌剤に対して耐性菌になる細菌、いなくなってしまう細菌などで、偏りが起こります。偏った細菌で皮脂や汗が発酵すると臭くなるのです。

脇の下も同じです。抗菌や殺菌剤の入ったものをつけると、死ぬ細菌、耐性になる細菌で偏った発酵で臭くなります。

靴下も脇の下も消毒しない方が臭わないのです。

本当は、お化粧もほどほどがいい

顔も様々な細菌がついて、保湿し病原性の細菌の侵入を防いでいます。殺菌剤の入った石鹸などで洗顔し、化粧水などにアルコールや防腐剤などが入っていると、バリアである細菌層を剥がし、耐性菌ができます。

アクネ菌はニキビの原因菌と言われますが、肌を弱酸性に保つために活躍しています。また皮脂を分解し脂肪酸とグリセリンを作ります。これは保湿剤です。

化粧品業界でもアクネ菌を美肌菌に位置付けているところもあります。

しかし化粧品の腐敗を防ぐために防腐剤を入れ、皮膚常在菌を殺したり、増殖を抑えるものがあります。
皮膚常在菌はバランスが取れていれば病原性の細菌の侵入を防ぎ、肌の乾燥を防いでいるのです。

なぜ、美肌菌であるアクネ菌が、ニキビの原因の悪玉菌になってしまうかといえば、アクネ菌は毛穴の奥に棲み皮脂を餌にしているのですが、消毒剤が来るとそれに対して耐性菌になりバランスを崩してしまいます。アクネ菌が毛穴で増殖し、毛穴をふさいでしまって、そこでニキビだらけになるのです。

女性は、アルコールや防腐剤の入った化粧水で顔を拭きます。さらに防腐剤の入った化粧品を塗ります。これで皮膚常在菌がバランスを崩し、保湿をしなくなるので保湿剤を塗り、さらに油を塗ります。顔は、外から油が塗られるので、中から皮脂を出さなくなります。

私がラスベガスで撮影した時、何回か日本とラスベガスを行き来していました。ラスベガスは湿度がいつも一〇％ぐらいと乾燥しています。夏でも金属に触れるとバチッと静電気が起こるぐらい常に湿度が低く、唇がすぐにガサガサに荒れます。

ここでリップクリームを使うと唇の中から皮脂を出さなくなるので、リップクリームを塗り続けることになります。

しかし、ラスベガスについてからリップクリームを塗るのを二日間我慢すると、なんと唇が自然に潤ってくるのです。外から与えると体は出さなくて良いと判断するようです。

糖尿病の患者がインスリンを打ち始めると体がインスリンを出さなくなります。これを恒常性（＝ホメオスタシス）と言います。

体は、環境に合わせて快適に過ごせるように対応してくれますが、人はそれを無視していろいろなことをしてしまいます。後でしっぺ返しがくるのです。

女性の顔も、外から油分を与えてしまうと顔から出なくなり、保湿力が弱くなったり、カサカサになったりするのです。

また腸内細菌がきちんとしていないとビタミンB_2を作れなくなったり、ウンチが出なかったりして、お肌が綺麗になりません。腸内細菌もお肌のケアに関係しています。


ウォシュレットでお尻を洗いすぎると、常在菌も剥がれてしまいます。常在菌がいなくなると炎症を起こす細菌が増えて痒くなります。今では、お尻のかゆい人が増えて、薬まで売っています。

自然の動物が何をしているか見てみればヒントがあります。動物たちは、まず拭きません。肛門をなめたりします。なめる効果は、きれいにして細菌をつけているのです。人は拭かないわけにはいきませんが……。

アレルギーと食事

私が小学校の頃、給食制度が始まりました。その時は食物アレルギーなど聞いたことがありませんでした。今では、少ないところでクラスに一人か二人いるということです。確実に増えてきているということは、何か原因があるのです。

原因には触れないで、アレルギーの子供たちに、アレルギー物質を含む食品を与えなければいいという対処療法で終わっています。

アレルギーの子供たちに気を使うのはもちろんですが、どんどんアレルギーの子供たちが増えているのですから、原因を見つけ対処することもやっていかなければますます増えて、とんでも無いことになると思うのですが。

アレルギーの子供たちは、卵、牛乳、小麦、そば粉、などタンパク質に反応しているようです。

動物の敵は病原性の細菌やダニなどタンパク質なので、これに対して起こすアレルギー反応を、過剰に食物のタンパク質に起こしているように思います。

保存料や抗生物質などで腸内細菌のタンパク質分解菌群にダメージが与えられ、タンパク質が分解できずにアレルギー反応を起こすのか、あるいは、七〇％の免疫を司る腸内細菌が殺されてアレルギー反応を起こすのかわかりませんが、土壌細菌を飲んでいると、症状が軽減されます。

これは土壌細菌に含まれるタンパク質分解菌群が関係しているように思われます。

これだけ多くの人が病気になり生活習慣病、アレルギーが増え続けているというのは、日本の食の問題です。

「私は土壌細菌を飲んで元気になった」と書いて応援して下さる藤田紘一郎先生

アレルギーといえば、「免疫の先生」藤田紘一郎先生です。

藤田先生は、本をいっぱい書いていらっしゃいます。内容も本当のことを伝えているし、ダジャレもあったりで、面白く読んでいるのに、すごくためになります。

講演などを聴くと涙が出るくらい笑ってしまって、聴いているだけで免疫力が上がってしまいます。自分でも芸人の道に進んだ方がよかったと冗談で言っていますが、実はすごい先生なのです。

昔、みんなから嫌われていた回虫やサナダムシは人のお腹の中で、アレルギーに対する免疫物質を出していると考え、サナダムシの排泄物質からアレルギーを抑える免疫物質を発見し、アレルギーを抑えられる薬ができると、アメリカの科学雑誌『サイエンス』にも取り上げられました。世界的に有名な先生なのです。日本では認められず異端児扱いされていますが。

今から一五年以上も前に、私は自分の話を聞いてもらおうと、藤田先生に会いたくて研究所にお邪魔しました。快く迎えてくださった藤田先生は、嫌われているサナダムシが、人にいいことをしているなら、腸内細菌だっていいことをしていると言っている方なので、私の「土壌細菌が腸内細菌説」の話をしました。

藤田先生は、

「よくお前はそんな本当のことを言って、今まで仕事をしてきたな」

と言ってくださったのです。

その土壌細菌を先生に渡すと先生は、早速飲み始め、新聞のコラムや先生の本に「私は土壌細菌を飲んで元気になった」と書いて、応援していただいたのです。

そこから私は自信を持ち、先生のおかげで今までやってこれたのです。

藤田先生も、腸内細菌が免疫の七〇％を司っており、腸内細菌をやっつけるようなキレイキレイ社会はダメだと言っておられます。

八章　土壌細菌を飲み始めてどんどん改善したこと

一カ月で痔瘻の症状が出なくなった私

痔はお尻の病気ではありません。そこにいくら薬を塗っても、一時的に殺菌剤やその他の薬剤が効いて症状は治まりますが、殺菌剤をやめるとまた腐ったウンチが通るわけですから、傷ができればまた症状が出てきます。

痔は不治の病と言われる理由は、ウンチが腐っているから何度も繰り返すのであって、病気ではありません。

腐ったウンチをやめれば何の問題もないのです。

私がいい例です。私は、牛用の腸内細菌（土壌細菌）を飲んで一カ月で痔瘻の症状が出なくなりました。

腸内に必要な、ありとあらゆる細菌を投入したためにウンチが正しい発酵をして、身体中で使われる物質が腸内で生産され、ウンチには様々な細菌が入るようになりました。

それまでは腐敗した、居てほしくない細菌だらけのウンチをしていて、悪さをする細菌が傷口に送られて痔瘻が悪化する一方でしたが、そこに様々な細菌が送り込まれ、悪さをする細菌が勢力を縮小していったのです。

痔の時は、痛くなったり、大出血をするのでウンチをするのが嫌でしたが、実際に土壌細菌を飲み始めてからは、なんとウンチが患部を通るたびにお尻が軽くなっていくのがわかるのです。そして傷がふさがってしまったのです。腸内環境が整えば、傷を体の中から修復する自然治癒力も増し、三〇年も大事に育てた痔が、たった一カ月で治ってしまったのです。

痔は不治の病と言われますが、病気ではありません。腐ったウンチが原因です。お尻の穴の傷にいくら薬を塗っても治りません。

私が痔になってしまったのも、なにかしら腸内細菌を痛めつける行為をしていたからです。心当たりはあります。

私はお腹が弱かったので、すぐにお腹をこわしていました。二歳ぐらいの時に腐りかけたひき肉を食べて、救急車で運ばれたことがあったので、それ以来お腹が弱いということでした。

そのためにいつも常備していた薬がありました。それをひっきりなしに飲んでいたのです。それが原因で腸内細菌のバランスが崩れたのだと思います。その当時の私のウンチはたいへん臭いし、オナラもやたら臭かったのです。

臭いオナラで思い出しました。私には二人の年子の娘がいて、二人を保育園に連れて行くので玄関で靴を履かせて、玄関に座っている二人にお尻を向けて、私が靴を履いている時にオナラをしてしまったのです。

ふたりは、臭ーいと言いながら涙を流して泣いているのです。涙が出るくらい臭かったのです。

お気付きのように、簡単に腸内細菌が乱れているか知る方法があります。それは臭いです。腸内細菌がバランスを取っているとウンチの臭いが、ほのかな香りになります。刺激臭もありません。酸っぱい臭いもしません。ドブのような臭いもしません。

普段、他の人のものと比べることがないので、基準が難しいと思いますが、ほのかな香りです。

細菌のバランスが取れていればあまり臭いません。なぜなら様々な細菌たちが作った環境で私たちは生きているから、様々な細菌たちがいれば臭わないのです。

ウンチがいいということは腸内も快調

私は痔瘻が治ってしまったことで二〇年間、土壌細菌＝腸内細菌を飲み続けています。

飲むのをやめるとウンチがねっとりしてきてキレが悪くなり、臭くなっていくのです。また飲み始めると、いいウンチと言われる、黄色くて、臭くなくて、水に浮くようなのがスルッと出て、拭かなくてもいい時もあるぐらいです。

ウンチがいいということは、腸内も順調だということです。


この二〇年で思い当たることは、胃が痛くなることがなくなりました。お腹が弱かった私ですが、まずお腹も痛くなることがありません。

食べたものからアミノ酸が作られ、寝ている間にそのアミノ酸は、体の修復に使われるといいます。そのためか疲れることがありません。

どんなにハードな仕事をしても朝起きるとスッキリしています。朝起きてダルいということがありません。

風邪を引いてしまうと、以前は喉が痛くなり、熱が出て、二日ぐらい寝込んでいたのですが、ほとんど風邪をひきません。孫が保育園から風邪を貰ってきたときに（子供の風邪は強烈です）、ちょっと喉が痛くなりました。「あっ、やばい！」と思ったのですが、だんだん痛みが引いて治ってしまいました。

妹も一〇年ほど土壌細菌を飲んでいます。以前、高熱の出るインフルエンザが流行ったときに、朝起きると熱っぽかったが、それほど気分も悪くなく元気だったので会社に行くことにし、念のため途中で医者に寄ったら、そこでインフルエンザと言われ、元気なのに会社に行かなくてよいと喜んでいました。免疫力が高いせいか重症化しないようです。

八八歳の母はケーブルカーを使わず高尾山を登ってしまう

私は波乗りをします。今は月に一回行くか行かないかです。特別、体を鍛えているわけではないので、六〇歳を過ぎたとき、急にボードの上に立てなくなったのです。何回やっても立てません。腕に力が入らないのです。自分の胸を見てみると胸の筋肉が、無くなっています。

これではダメだと思い、腕立て伏せを始めました。すると一週間で、筋肉がつき始めたのです。栄養の吸収が良いので筋肉のつきも早いように思います。

私の母にも一〇年ほど土壌細菌を飲ませています。八八歳です。五〇代で血圧が高くなり、六〇代で血糖値が上がり、病院からお薬をたくさんもらってきました。

腸内細菌のことを研究していると、どうも薬は体に良くないことがわかってきたので、特に血圧降下剤は肝臓に負担がかかるということで、やめさせて、土壌細菌だけを飲ませました。

腸内環境が良くなるとストレスは感じなくなり、前向きになります。元気になってきたので、近くの遊歩道を歩くように勧めると、片道二㎞ある遊歩道を少しずつ歩き始めました。

そのうち往復四㎞歩くようになり、しまいには、遊歩道の終点にスーパーがあるのですが、そこで買い物して、重い買い物袋をぶら下げて帰ってくるまでになりました。

今から五年ほど前、母が八三歳ぐらいの時、一緒に家を出たら、急に母が走り始めたのです。八〇過ぎのおばあさんが走るとは思わなかったので、ビックリして、どうしたのと聞くと、「会いたくない奴がいたんだよ」ということでした。

これはとても大事なことです。もし私たちがお猿さんだとすると、会いたくないライオンが出てきたら、走って逃げることが長く生きるための方法だからです。

母は、決してこれを飲んだから走り始めたわけではありませんが、きっかけになったことは確かです。八八歳の誕生日の時に血圧を聞くと上が一二〇の下が八〇だそうです。元気なわけだ。

今では、高尾山をケーブルカーを使わずに下から二時間ほどかけて登ってしまいます。おかげさまで土壌細菌を飲んでいる母も妹も病気もせずに元気です。

https://youtu.be/sf3ZYgcUJLo

シェフの作った〝えぐみ〟のない小松菜

皆さん、土の匂いを嗅いだことがありますか？　なんとなくカビ臭いような、実はあれが土壌細菌の匂いなのです。

化学肥料と農薬を使い続けた畑は、土壌細菌が逃げ出して、匂いがなくなっていきます。さらに色が変わっていきます。茶系の色が薄くなっていきます。

以前、化学肥料と農薬を使い続け、作物がうまく育たないという畑を見に行きました。そこの土はグレーになって、カチカチになっているのです。月の砂に戻っているようです。匂いを嗅いでみるとなんの匂いもしないのです。

山に入ると土砂の流出を止める堤防があります。ここの土は動物、虫の死骸やウンチや草木の枯れたものが入っています。ここには土壌細菌がいっぱいいます。匂いを嗅いでみると、目にしみるようなあのカビ臭さがあるのです。

京都上賀茂の鴨川沿いにあるレストランのシェフが昼間はお百姓さんで、夜は自分で作った野菜を食材として出していました。

とても野菜が美味しいと評判で、どうやって野菜を作っているか聞いてみると、まさに、山の土留めの堤防から土を持ってきて畑に撒いていたのでした。

土壌細菌たっぷり、ミネラル豊富であれば美味しい野菜ができるのです。そのシェフが軽四輪車で山の中腹まで行き、空の肥料袋にそこの土を入れて、いくつもいくつも運んでいました。

これが大変なんだと言っていたので、私が持っている「土壌細菌」を撒けば同じことが起こることを伝えました。しかし最初は信じていなかったので、テストをしてみようということになり、いくつか野菜を育てました。

結果は、さらに野菜が美味しくなったのです。特に小松菜は〝えぐみ〟が強くシェフ自身があまり好きでないと言っていたのですが、この肥料で育てた小松菜は、えぐみが消えて甘くなったので、小松菜が好きになったというのです。

土壌細菌がバランスよく土壌にいることが作物をおいしく健康に育てるコツ

野菜のえぐみは硝酸態窒素《しょうさんたいちっそ》といい、発がん物質ともいわれて毒です。ヨーロッパでは、硝酸態窒素の含有量の厳しい基準があり、硝酸態窒素の含有量の多い野菜を販売することができません。

そのため畑を三年も四年も休ませて硝酸態窒素を下げる方法を取っています。日本でも一時期、硝酸態窒素の基準を検討しましたが、日本の場合、国土が狭いので畑を休ませることができず、硝酸態窒素の含有を抑えることができないので、うやむやになっています。

硝酸態窒素を効率的に抑える方法が、今のところないのです。植物が成長する段階で、ミネラルが不足すると植物が危機感を覚え、体を作るための窒素を蓄えます。これが硝酸態窒素です。

良質の有機農法であれば硝酸態窒素を抑えられるとよく耳にしますが、有機農法でもミネラル不足が起きれば、硝酸態窒素は溜まります。

動物の場合は、ミネラル不足が起きると、やはり体は危機感を覚えて心臓を動かすためのエネルギーとして脂肪を溜めます。

食生活が乱れているとしたら、あなたの五％から一〇％はその脂肪かもしれません。植物の栄養であるミネラルは土壌細菌が作るので、ミネラルの偏りは土壌細菌の偏りで起こります。

有機栽培でも土壌細菌が偏れば、ミネラルも偏り、やはり硝酸態窒素の含有が増えます。それを抑えるには、土壌細菌全般を投入し土壌細菌のバランスを保つことで解決します。

ヨーロッパで行っている畑を休ませるという方法は、そこに雑草が生え、虫が寄ってきて、自然の状態を再現して土壌細菌の再生を図っているのです。様々な土壌細菌がいて様々なミネラルを作るのですが、土壌細菌のことがまだよくわからないので、畑を休ませることで硝酸態窒素を抑えているのです。

また連作障害もミネラルの偏りで起こります。同じ作物を植えれば、その植物の好きな同じミネラルばかりがなくなります。またその植物の好きな細菌たちが集まるので、ミネラルが偏り、連作障害が起こります。

土壌細菌がバランスよく土壌にいることが、作物をおいしく健康に育て、連作もできるコツなのですが、連作をして土壌細菌の偏りが起こると、ミネラルの偏りが起こり、植物の免疫力が低下し、病気や害虫に犯されます。

人は植物の病気が怖いと言って消毒をしてしまいます。消毒をすると土壌細菌が死んでしまい、さらに土壌細菌のバランスが崩れるのです。

悪循環です。

カチカチの土がフカフカになったニンジン畑

佐賀県のニンジン農家さんへお邪魔しました。そこは化学肥料と農薬を使っており、土が団粒構造を失い粘土質になっていました。

ニンジンは、片手では引き抜けず、両手で葉の方を持ち両膝を曲げて、「よいしょ！」と抜いていました。

抜いた人参はベットリと泥だらけで、水をかけたぐらいでは落ちません。タワシでこすったら皮まで剥がれて、売り物にならなくなったそうです。

そこで「畑に土壌細菌を入れれば、半年で団粒構造ができてフカフカの土になり、片手でニンジンが抜けて泥もつきませんよ」というと、そう簡単には信じてくれません。

それでは一部だけテストでしてみましょうということで、やってみました。

土壌細菌資材と有機肥料を畑に入れて耕起（耕す）します。土壌細菌は、今まで残っていた有機物や有機肥料の生の部分を分解し始めるので、発酵ガスが出ます。二週間ほど置いてガス抜きをします。

そこからニンジンの種子を蒔きます。

七五日後に行ってみると、立派な葉っぱで畑が青々としています。

早速抜いてみました。片手でスッと引き抜けます。泥もついていません。当日は雨が降っていたので、その水分でパラパラと泥がついていましたが、近くの水たまりで、サッサッと洗うと綺麗に泥が落ちます。

通常は出荷までに一一〇日かかるそうですが、七五日目で十分、出荷できると言います。

取れたニンジンを早速ジュースにして飲んでみました。砂糖は入っていないはずなのに、やたら甘いのです。知り合いに飲ますと、みんなに砂糖を入れたのかと言われたそうです。

さらに、えぐみがありません。硝酸態窒素を測ると二〇以下で低い値でした。
その農家の方はもっと驚くことがあったというのです。

http://youtu.be/8BQ2z78PECI

土壌細菌を入れた土は泥パック

農薬と化学肥料の土壌は、手が荒れるというのです。ところが土壌細菌を入れた土を触ると、手に潤いが出るというのです。できた人参もいつまでもシットリとしています。

そこの農家の方は奥さんに「この泥を顔に塗れ！」と真剣に言ったそうです。

実は皮膚常在菌も土壌細菌です。エステなどで泥パックがありますが、「土壌中のミネラルが」などと言っていますが、ミネラルは肌から吸収はしませんし、ミネラルが肌についたところで何の役にも立ちません。

潤いと感染を防いでいるのは皮膚常在菌です。多分エステなどで行う泥パックは殺菌されていて皮膚常在菌がいない代わりに、保湿するような薬剤が入っていたりするのでしょう。

土壌細菌で塩害除去

石川県七尾市で塩害の出ているネギ農家さんを訪ねました。ネギの穂先が枯れて、なかなかうまく育たないようです。

この土壌細菌で鶏糞肥料を作った時に塩分も分解してしまったので、塩害の出ている畑にいいのではないかということで、土壌細菌を入れてみました。できたネギはえらく立派で、切ると甘い透明のニュルニュルがいっぱい出てきてとても美味しいのです。大阪市場で取り合いになったと言っていました。

土壌細菌で津波の被害を解決する

二〇一一年三月一一日の津波で東北地方の沿岸部は海水に浸かりました。農地が全滅しているということで、一カ月半後の四月二八日に宮城県岩沼市に行きました。

阿武隈川沿いの農家で農地は三日間、海水に浸かっていたそうです。土壌中の塩分濃度を調べると〇・七七％という値でした。

植物は、〇・一％以下でないと育たないので、〇・七七％はとても大きな値でした。

養殖場から来たヘドロも四センチぐらい乗っかっていました。そこに土壌細菌を撒きました。そして五月二〇日に田植えをしました。

土壌の塩分濃度が〇・七七％から五月一五日の時点で〇・三六％に減っていたのです。

土壌細菌を撒いて二カ月経った六月の終わりに調べると、塩分濃度は〇・〇五％になって植物を育てるには何の問題もなくなっていました。

そのほか塩に強いトマトや塩に弱い大根、ネギ、じゃがいも、サツマイモなど育てましたが、何の問題もなく成長し収穫しました。

一〇月に入って稲刈りをしました。前の日に季節外れの台風があったのと、ヘドロが肥料化されたため、肥料過多になり稲は倒れてしまいましたが、穂も長く根元までしっかり実の入ったお米ができました。


未だに塩害で困っているところがたくさんあります。多孔質の土粒の穴に入った海水が乾燥し、その穴に乾燥した塩が入ってしまえば、水を流したくらいでは取れません。

でも細菌たちなら入れるのでしょう。塩は安定した強固な分子でそう簡単に分解できないと言われていますが、土壌細菌を入れて計測すると塩は無くなります。農学博士に調べてもらいましたが、分解しているようだと言っていました。

https://youtu.be/urH8fNTZQ2Q

農薬の影響でチョーク病になった蜂の巣箱に直接かけるとカビは消える

ミツバチも世間では、帰ってこないとかいろいろ問題が提起されて、農薬のネオニコチノイドがミツバチに影響を与えていると言われています。

実際にハウスでトマトやナスを作るとき、受粉させるのにマルハナバチという蜂を使います。昔は蜂の巣箱を貸し出して、終了したら返却していたらしいのですが、今は、農薬を使うので蜂が減ってしまうため、巣箱もダンボールでできていて、貸すのではなく売るようになっているようです。

蜂は花粉などを食べます、当然農薬が使われていれば、蜂に影響が出ます。蜂は巣の中で幼虫になりますが、その幼虫がカビてしまうチョーク病という病気が春先に出てきます。カビというのは免疫力が弱ると出てきます。

ミツバチは花に合わせて蓮華やミカンなど花の咲いている時期、花の近くの場所から飛ばして蜜を集めさせます。

ミカンなども農薬が多く蜜の中に農薬が混入して販売できなくなります。蜂は農薬の影響を受け免疫力が低下すると、カビの生えやすい時期にチョーク病になります。

実は土壌細菌はカビのような病原菌には効果がはっきりと見えるので、わかりやすいのです。土壌細菌は様々な細菌が拮抗状態を作るので、カビ菌にかけると一種類のカビ菌を押さえ込んでしまうのです。

チョーク病になった巣箱に直接土壌細菌をかけると二～三日でカビは消えてしまいます。化学薬品ではなく発酵食品なのでハチミツには何の影響もありません。他の蜂たちもこれを食べてしまうので、非常に元気になるようです。福岡の養蜂家の方も本当に元気になると喜んでいました。

ミツバチ　チョーク病　https://youtu.be/QsLX3qxh8zs

椎茸についた青カビを抑える土壌細菌

カビに関しては土壌細菌の能力が目に見えてわかります。そこで今度は、椎茸の菌床栽培で実験をしてみました。

椎茸は菌を入れた木屑を固めたもので育てます。部屋の中で湿度を上げて温度もあげます。カビにとっても過ごしやすい環境です。

青カビが生えやすく、出てくると、焼こうが煮ようが削りとろうがどうしようもなく、椎茸が出なくなってしまいます。

そこで土壌細菌を水で薄めて噴霧器で一日二回、菌床にかけました。生えていた青カビはどんどん縮小し、なくなってしまいました。

もっといいことが起こりました。カビ菌も椎茸も菌です。土壌細菌は、カビ菌は抑えるのですが、椎茸の菌は抑えないのです。椎茸は、木屑のリグニンを分解してそれを栄養源にしています。植物はセルロースやリグニンでできていて、セルロースの仲間のリグニンは強固な物質でなかなか細菌でも分解できません。木造の建物が千年も経って朽ちないのはリグニンのおかげです。

土壌菌の中にはセルロース分解菌群がいます。これがリグニンを少しずつ分解します。これが椎茸の餌となって椎茸がどんどこ（肉厚）のまま大きくなっていき、取れる回数も一回以上増えました。

しいたけ　青カビ対策　https://youtu.be/RMPyNSJwL00

イチゴのウドンコ病、農作物のモンパ病、炭疽病に土壌細菌の効果は絶大

佐賀のイチゴ農家では雨が多かったのでウドンコ病が大発生しました。しかし、土壌細菌を撒いていたので、そこのハウスだけウドンコ病が出なかったのです。

農作物の病気はモンパ病、ウドンコ病、炭疽病など結構カビ系が多いので土壌細菌の目に見える効果は絶大です。

水虫もカビ！ 土壌細菌で効果絶大

カビで思い出しましたが、水虫も白癬菌というカビです。これにも効きます。土壌細菌を一滴の水で溶いて塗ると、かゆみも一時間ほどでなくなり、次の日から消えていきます。私の場合一週間塗り続けると消えてしまいました。

水虫の薬を発明したらノーベル賞ものだと言われていますが、土壌細菌は地球生物の救世主です。

危険きわまりない養殖のエビを完全オーガニックで

東南アジアでは、エビの養殖が盛んです。現場を見てみると、そこでは大きな人工池で飼育しています。

まず池の水を抜き川に戻します。池の底は臭いヘドロが溜まっていて、それを消防車のホースのようなもので、吹き飛ばし一箇所に集めて川に戻します。

池の底を日干しし、そこに、魚の卵や貝の卵が残っていると、それが成長した時に、餌や赤ちゃ

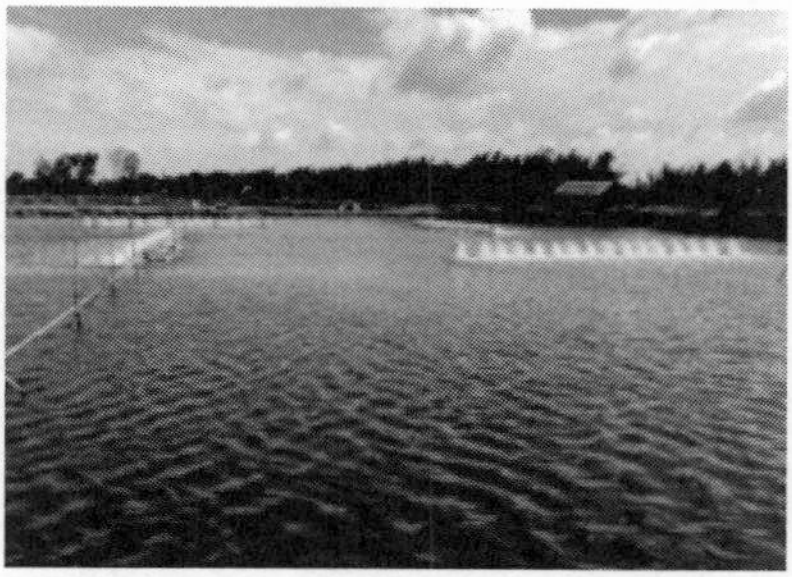

ベトナムのオーガニックエビ養殖場

んのエビが食べられてしまうので、塩素臭い毒を底に撒いて毒殺します。気になったので、その毒はどうするのか聞くと、水で薄めるから大丈夫だというのです。

きれいになった（？）池に川から水を引きます。海の近くで水といっても、海水を含んだ水です。消毒漬けで細菌も偏るので、エビの糞や食べかす、死体が腐敗して臭いヘドロがたまるのです。三〜四カ月かけて一回の養殖は終わり、池の水を川に戻します。

そんなエビを私たちは食べているのです。

二年ぐらい前に、タイでは、エビの養殖場そばのマングローブが絶滅して、国は、オーガニックでの養殖を奨励しました。

しかし、やり方がわからず、病気が蔓延したり、大きく育たず、今やうやむやになっています。

私は、ベトナムで完全オーガニックのバナメイエビの養殖に取り組んでいます。バナメイエビは車エビの仲間でとても美味しいのです。

池の底の毒殺をやめ、反対に土壌細菌を撒きました。水に対して消毒をやめ、餌に抗生物質を入れず、これも反対に土壌細菌を混ぜて与えます。健康なエビを育てようというのです。消毒剤で池の水が汚染されていない証拠として、池のほとりにマングローブを植えました。今のところ順調に育っています。

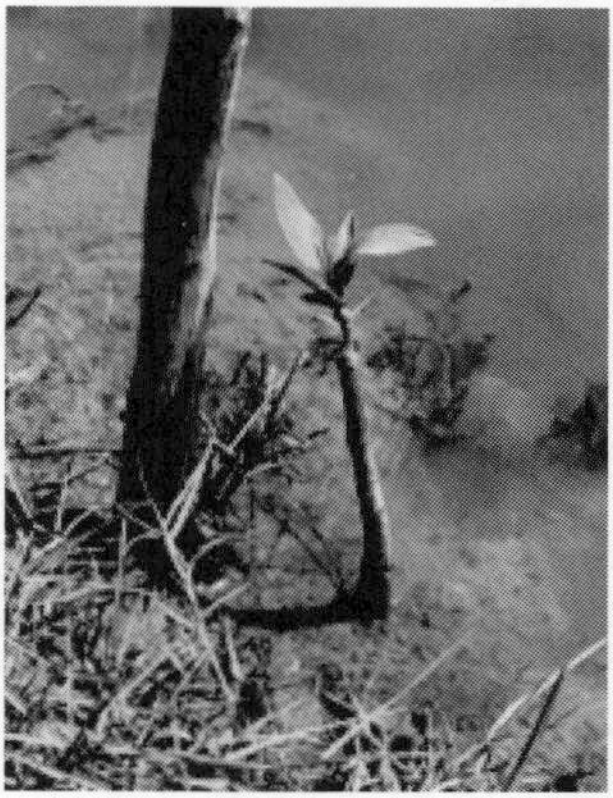

エビも順調に育ち、一カ月半過ぎ六〜七cmになった頃食べてみました。生では普通食べませんが、完全オーガニックなので生で食べてみました。

おいしい！

甘エビのように甘くて美味しいのです。

が、失敗しました。

二カ月過ぎたところで、池の水の溶存酸素がどんどん下がっていったのです。さらにアンモニアの量も上がってきました。最初は何が起こっているのかわかりませんでした。結局、酸欠とアンモニアでエビが全滅してしまいました。

いろいろ調べてみると、通常は、消毒された池の中に稚エビ（赤ちゃんのエビ）を入れるので、生存率を六〇％～七〇％で計算しますが、自然の環境に近い池の中で生存率が九〇％以上になったのです。二倍近くのエビを入れたことと同じになり、その池の生物の許容量をオーバーしてしまったのです。

現在、めげずに完全オーガニックを目指して続行しています。

ネパールの土をガチガチからフカフカに おまけに健康も

ネパールの農業と畜産を担当する、日本でいうところの事務次官の方とお話

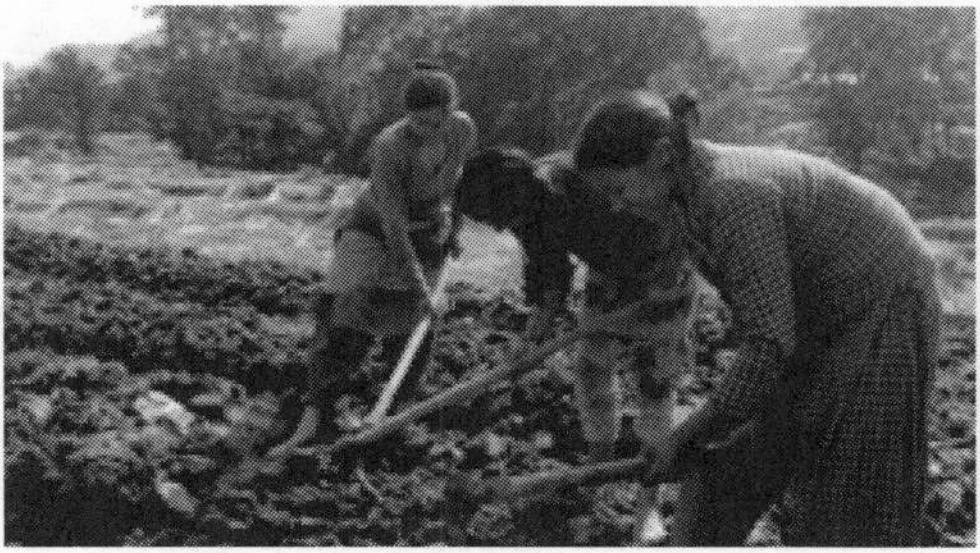

ができる機会がありました。

ネパールは発展途上の国なので、支援物資がいろいろ来る中に化学肥料と農薬があり、その農法まで教えてもらえます。先進国のやり方は、化学肥料と農薬の支援は一年で終わり、その後は購入しなければなりません。

四～五年ほど化学肥料と農薬を使っていると土がガチガチになって悪くなり、収穫量も減ってきます。それと同時に医療費が跳ね上がったというのです。

国民の健康を向上させることと農作物の収穫量を上げるために、オーガニックの農業をお手伝いすることになりました。

今、チトワンという農業地帯で、そこの農業組合と組み、土壌細菌有機肥料を製造する工場ができあがりました。もうすぐ稼働する予定です。

統合医療の先生も土壌細菌に期待

「どうも医者の出す薬はよくない」病院の先生もだんだんわかってきています。

統合医療を行っているクリニックで、先生方がこの腸内細菌を処方しているところが増えています。私の考える腸内細菌の話が、先生方には非常に受けが良く、結果も出しているようです。

反対に微生物を研究する先生方には、非常に受けが悪いのです。なぜなら、今まで先生方が習ってきたことや、研究していることが全て無駄になってしまうからです。

九章　人は自然に学べ

毎日晩酌をしているタヌキはいますか、タバコをふかしているキタキツネはいますか

ジャングルで餌を求めて歩き回るトラ、歯を見てみると綺麗な歯をしています。どの動物を見ても味噌っ歯の動物はいません。彼らは歯を磨いているのでしょうか。

歯を毎日磨いている人に虫歯が多いのはなぜでしょう？　一〇〇人いれば一〇〇人とも虫歯を持っています。

自然の動物に学べば、消毒剤の入った歯磨き粉で歯を磨かない方が虫歯にならないのです。ただし、人は糖分を多量に取るので、それはブラッシングなどで落とさなければなりません。

毎日晩酌をしているタヌキはいるでしょうか。いませんね。タバコをプカプ

カふかしているキタキツネはいますか？　いないですね。毎日シャンプーしているアライグマもいません。抗菌グッズの大好きな野ネズミもいないのです。

とにかく自分のやっている行動が自然界の動物がやらないことであれば、それは自分の健康にとって、地球の環境にとって良くないことなのです。

なぜなら自然界の動物は、腸内細菌を殺さないし、環境中の細菌を殺さないからです。

殺してしまったら、自分たちの生存、繁殖、繁栄が危ぶまれるからです。

本当の自然農法とは

田畑を自然だという人がいますが、草木を排除し、動物を排除し、虫を排除する。そして同じものを植える。

いくら無農薬で有機肥料をやろうが、大不自然です。

化学肥料も農薬もない時代から、人が通った後は砂漠化すると言われていま す。それは、農業をやることによって、土壌細菌のバランスが崩れるからです。

自然農法といって肥料もやらない、雑草も生え放題で農業をやっている人も いますが、人が関わったら自然ではなくなります。

本当の自然農法に近いといえば、森林栽培です。あまり人の踏み入れない、 動物も通る、虫もいっぱいいるというようなところで栽培するのが自然農法で す。

何が違うかといえば、土壌細菌のバランスです。

森林栽培の自然の森林の中は、想像できるように様々な細菌たちがいます。 動物が通り、そこで死んだり、ウンチをしたり、草木が枯れたり、虫がウンチ したり、死んだり、そこは細菌の餌があるので、様々な細菌が集まり、有機物 を分解して、植物に必要な微量ミネラルまで十分に作ります。

そのミネラルをお台所のヌルヌルに埋め込み、キレート化して根っこが吸いやすようにします。そこで作物を育てるのが自然栽培です。

一方、畑で肥料もやらず栽培するとどうなるか、たまに限定された動物が来るかもしれません。限定された虫もたまに来るかもしれません。生えているものも限定されています。

これは、ある程度の敷地に囲いをし、動物を飼った場合、餌をやらなくても育つ広さがどのくらいかということと似ています。

餌をやらずに育てるためには、その動物が食べるであろう木や草、虫が十分にいる広さでなければいけません。どう見ても自然農法をやっている畑は、雑草が生えた畑程度にしか見えません。

ここで何が起こるかというと土壌細菌のバランスが崩れるのです。

土壌細菌のバランスが崩れるとミネラルのバランスが崩れ、植物の免疫力が低下し病気になりやすく、虫にも食われやすくなり、その植物の本来の特色が失われ、味が低下し、甘みもなくなり、栄養価も低下します。

またミネラルの偏りは連作障害を引き起こします。毎回同じものを植えると土壌細菌も偏り、同じミネラルばかり減ってミネラルの偏りが起きるので、連作障害が出るのです。

自然栽培は人間社会では難しいかもしれません。自然農法をやるには、一回使った畑を何年も休ませる必要があります。休ませ、雑草など様々な植物が生え、虫や動物が来て排泄したり死んだりして、植物や動物が土壌細菌に分解され、栄養豊富な土になってから作物を植えなければなりません。

それには広大な土地がなければできません。広大な土地があっても、すべてのミネラルが数年で土壌細菌によって作られるかどうかはわかりません。

人が関わる以上、自然を保つことは不可能です。効率よく、自然に近い植物を育てる方法は、自然に近い土壌細菌を入れて、餌である様々な有機物を入れて分解させ、土を作る方法ではないでしょうか。

細菌たちが作った地球の環境

海の中の環境、陸地の環境、すべての環境は細菌たちが作りました。海の中にいる細菌たちは、海の中では海の植物たち、海の動物たちと共生しています。陸上では陸上の植物たち、陸上の動物たちと共生しています。

海では海の植物と動物が棲める環境を細菌たちが作り、陸上では、陸上の植物と動物たちが棲める環境を細菌たちが作るのです。

陸地に海水がかぶり、塩分濃度が高くなったら、植物が生えなくなります。植物がなくなれば、動物たちもいなくなります。当然、細菌たちもそこでは生きていけなくなります。

細菌たちは、植物と動物が棲める環境、それも健康で棲める環境を作るのではないでしょうか。彼らが三八億年かけてやってきたことです。

銅は植物にとって猛毒です。銅山の銅採掘場や銅の精錬所の周りでは植物が枯れてしまいます。

銅山の坑道や銅鉱石の集積場その周辺は、植物が生えません。川にも銅が流れ込み、川周辺はしばらく植物が生えなくなります。

しかし、ある地点から植物が生え出します。川に含まれる銅を調べると銅は検出されるのです。

実はここでも細菌たちが活躍しています。山には木が生えています。その木にはリグニンが含まれています。そのリグニンを細菌たちは分解しますが、あまりにも強固な物質のため残骸（フミン物質）になります。

その残骸に銅が取り込まれると、生体が吸収できなくなるのです。さすがに銅や、動物に対して毒であるカドミウムなどの元素は分解できませんが、リグニンの残骸にくるんで拡散させてしまい、動植物が棲める環境を作り出すのです。

人は環境に悪いものを集積しますが、細菌たちは時間をかけて自分達が繁栄できる環境を作って行きます。

人の環境を破壊するスピードは速く、さらに環境を作る細菌たちを殺してしまうので、どんどん環境は悪くなる一方ですが。

人はどんなに悪いことをしているか

ブラジルにある木は葉をつけ、実をつけ、動物や虫を集めウンチを周辺でしてもらい、あるいは死んでもらい、葉を自分の足元に落とし、木の周辺の土壌中にいる細菌が分解し、植物の次の年の成長のための栄養とします。

その木を切り、日本に運ばれ紙になります。コピー用紙や新聞紙やこの本になっているかもしれません。

用が済むと再生紙になり、さらに用が済むと燃やされてしまいます。

有機物が燃やされると炭や灰になります。炭や灰は、細菌たちの餌ではありません。次の世代の植物の栄養にならないのです。

燃やさなければ、一年から二年で循環して植物の栄養になりますが、燃やすと生物の循環から外れてしまいます。永久にブラジルへは戻らなくなるので、ブラジルは砂漠化に向かいます。

アメリカで作った穀物が日本に運ばれます。パンや小麦粉になり、お好み焼きになることもあり、食べられてしまいます。

アメリカの牧草を食べた牛が日本にやってきて、お肉として売られています。焼肉やステーキや牛丼になり食べられてしまいます。食べた後どうなるのでしょう。ウンチになり、トイレから汚水処理場へ運ばれ、固液分離をし、液体は浄化されて川に戻されます。

個体は焼却されます。燃やしてしまうと循環から外れます。アメリカは土壌の栄養を国外へ出す一方です。

　本当は日本からウンチを返してあげなければ、アメリカの国土の栄養はなくなるばかりで砂漠化しています。さぞかしアメリカの国土は痩せて生産量を落としているのかと思いきや、遺伝子組み換えでかどうかはわかりませんが、生産量を上げています。

　不思議ですが地球全体で見れば、地球の緑が占める割合はどんどん減っています。それを頼って生きている動物は数を減らしています。絶滅危惧種に指定される動物の種類はどんどん増え、絶滅してしまう動物もどんどん増えるでしょう。

　しかし人間だけ増えているのです。これが何を意味するかというと、循環が成り立たなくなっているのです。

　あと何十年かで食糧難がきます。あるいはその前にこれだけバランスを崩せば、細菌のバランスも崩れるので、人に対して人が絶滅するほどの病原菌が襲ってくるかもしれません。

細菌を殺してはいけないのが自然の掟

自然の動物は、細菌を減らす行為はしません。減らすイコール自分の生命の危機、子孫の生命の危機になるからです。

体の中にいる細菌は、体を健康に保ってくれるものであり、環境にいる細菌は、餌を育むものだからです。

体の中にいる細菌を殺せば健康が損なわれ、環境中の細菌を殺せば餌が無くなります。だから自然界の掟として細菌を殺してはいけないのです。

細菌同士も生きているうちは分解は許されていないようです。もし分解が許されていたら、細菌の時代に細菌はいなくなっているはずです。今、細菌たちで溢れているということは、生きている細菌は分解しない、生きているものは分解しないという掟です。

川の流れの中に木の枝が浸かっています。木が生きている間は、木の葉は緑みどりしていますが、枝の根元をポキッと折ったら途端に分解が始まります。細菌は動物でも植物でも生きていれば分解をしないのです。免疫力が弱ってくると、利用価値がなくなるので、徐々に分解が始まります。

動物同士の殺し合いは認められています。死ねば土に帰るし、食べられても土に帰ります。人も土葬や鳥葬が最適だということがわかります。

今のトイレは問題です。排泄物は戦前まで行われていたように肥料化するのが循環に必要です。

戦後アメリカに占領された時に生野菜のサラダを食べるアメリカ人が、農家を視察した時に人糞を肥料に使っているのを見てビックリし、戦争で日本に勝ったのに、日本人のウンチで作った野菜を食べさせられていると思ったかどうかはわかりませんが、人糞の肥料というのが考えられなかったので禁止したようです。

環境を保護するということでは、人の排泄物も循環させる必要があります。健康面でも、動物のやっていないことはやってはダメだということがわかります。

自然の動物がやっていないことをすると、何かしらのしっぺ返しがくるということです。

地球の循環を担う細菌たちのコロニー

地球の循環を司る細菌は、なになに菌、なになに菌というような、一種類や二種類の細菌がやっているレベルではありません。

木が枯れ、動物が死に、それが分解されて土に帰り、植物の栄養になる。動物や虫がその植物を食べ、成長し、それを食べる虫や動物がいる。

土壌細菌は、様々な細菌が四つのコロニー、タンパク質分解菌群、でんぷん分解菌群、油脂分解菌群、セルロース分解菌群を形成し、循環を担うのがこの細菌たちのコロニーです。

この四つの分解菌群を投入した田んぼや畑は、大自然にある土と同じになり、有機物を分解し、植物に必要なミネラルを作り出し、土粒の周りに細菌たちの作った有機物膜（バイオフィルム）にミネラルを埋め込みます。

植物の主根が立派に伸び、ミネラル豊富な土壌からよりたくさんのミネラルを吸収するため、多くの毛根が伸びます。

北海道でジャガイモの実証実験の時は、土が凍り主根が切れましたが、毛根が主根の代わりをして問題なく育ちました。

毛根が多くミネラルを十分に吸収すれば、その作物の特徴を出し、味が上がりました。

連作障害は土壌細菌の偏りによる、ミネラルの偏りで起こるので、土壌細菌を与えた六年間は、連作障害が起こりませんでした。


イワナが四年の間、水替えなしで飼えたのは、水を循環させることで水の中の酸素量を増やし、砂をかなり厚く敷き細菌の住処を作ったからです。

投入された土壌細菌がイワナの糞や食べカスを分解し無機化し、無機化されたミネラルは植物の栄養になりアジャンタムがモウモウと生えたのです。

このイワナは引越しの時にバケツに入れて、水槽の水や砂を抜き、移動ししている間に時間がかかりすぎ、酸欠を起こし死んでしまいました。

近くの居酒屋さんで焼いてもらい、食べてみましたが、水槽の水の流れが緩やかなため、筋肉が発達しなかったようで、身はブヨブヨであまり美味しくありませんでした。

しかし四年の間、都会の真ん中の水槽で生きているイワナということでみんなを驚かすことができました。

亀の水槽も同じです。水の流れを作り、亀の大量のウンチや食べカスを土壌細菌たちが一生懸命分解し無機化していったのです。細菌の生息数で分解能力が決まりますから、水槽の広さと砂の厚さなども十分計算しないと臭い水槽になります。

三カ月で容器いっぱいになったエスカルゴ、彼らは何で卵を産んだのか。プラスチックの箱の中で彼らは健康だったのです。五〇〇〇万円の開発費をかけて環境を作っても、彼らがここはいい環境だとは思いません。

人が関与すると起こることは、環境の細菌バランスと腸内の細菌バランスの乱れです。

腸内の細菌バランスが崩れれば免疫力が低下し、体の調子が悪くなり、最悪は病気になります。

土壌細菌は動植物が棲める環境を作る

爬虫類をペットにしている方も多くいますが、本来彼らは自然に暮らし、土壌細菌まみれになって生きています。しかし人が飼うとなると放し飼いにはできません。

土に触れることがなくなり、腸内細菌の補給ができなくなるので腸内細菌のバランスを崩し始めます。食欲がなくなり、痩せて、色あせて死んでしまいます。

そこで土壌細菌を水で溶いてスポイトで毎日無理矢理飲ませます。すると大体一週間ほどで食欲が出てくるので、生きた虫などの餌に土壌細菌をまぶして与えます。一カ月もすると色も上がり肉付きも良くなります。

海の水槽を作る時も砂を厚めに敷き、インスタントシーという海のミネラルの入った塩を水に混ぜ、土壌細菌をひとつまみほど入れます。ポンプで水を循環させます。

普通一カ月ほど安定するまで生物は入れられないと言いますが、二〜三日で生物を入れても問題ないようです。

以前はオフィスにある一m八〇㎝の水槽に鯉や金魚が一〇匹以上いたことがありました。

そのほかに亀水槽、スッポン水槽、海の水槽が二つほどありましたが、真夏でもなんの臭いもしませんでした。

訪ねてきたお客さんはみんなびっくりしていました。これも魚のウンチも食べカスもすべて土壌細菌が無機化してしまうからです。

土壌細菌は、動物や植物が棲める環境を作ります。ちょっとでもその環境が悪化すれば、元の状態に戻そうとする働きをします。

畑でも同じことを行います。無農薬、有機栽培で安心安全な作物を作るには労力がかかり、虫や病気にやられては、作物の見栄えが悪くなりますし、効率が良くありません。そのなかで利益を上げなければならないので、大変です。

そこでこの土壌細菌を使用して、作物を育てる時は、百歩譲って適材適所に多少の農薬を撒いても構わないのです。なぜなら農薬の効果を発揮した後に土壌細菌は農薬を分解してしまいます。

作物の農薬含有率を調べると、多少農薬を使ったにもかかわらず、農薬検出せずという作物が出来上がります（農薬を使いすぎると作物に含有します）。

無農薬で作物を作っていても、はるか遠くで使われた農薬が飛んできて、作物に入ってしまいます。その畑で使ったことのない農薬が入ってしまうのです。売っている無農薬野菜も無農薬で作っていますが、残留していないかどうかはわかりません。

しかし土壌細菌は、多少の農薬なら分解してしまうのです。それは農薬が生き物にとって良くないものだからです。環境を作る細菌たちは、自分たちが棲みやすい環境を作ります。

何か良くないものがあると、それを分解する細菌が増え、悪いものがなくなれば、その増えた細菌たちも数を減らし、元の状態に戻ります。

彼らの棲みやすい環境が、動物も植物も棲みやすい環境なのです。なぜなら人も細菌から進化して来たのですから、当たり前の話です。

他の畑で使っている農薬が入ってくることをドリフトと言います。ドリフト程度の農薬なら土壌細菌は分解して作物に含有しません。多少、農薬を使っても、含有せず美味しくいい作物が作れれば、安全で消費者に受け入れられるのです。

特にハウスは雨も入ってこないので、土壌細菌の補給が少ないため土壌細菌の偏りを起こし、ミネラルのバランスも崩れ、免疫力が落ち、味も糖度も減り硝酸態窒素の数値も上がります。

高知県のナスのハウス栽培を行っている農家さんも多少農薬は使いますが、この土壌細菌の土壌改良剤を使い作物に残留農薬はありません。さらに、土壌がミネラル豊かなフカフカの土になり美味しいナスができます。こんな安心な作物はないと思います。

戦後、化学肥料が一般的になりました。それまで堆肥で行われていた土はとてもミネラル豊富なものでした。

その土に化学肥料を入れると収穫量が増えたのです。これはすごいということで、化学肥料を使い続けることになります。化学肥料を使い続けると土壌細菌が減り、ミネラルが偏り収穫量が減り、免疫力が低下し農薬が必要になってきたのです。

腸内細菌のおかげでストレスを感じずにいられる

真鯛の養殖、実証実験では育成期間六カ月の真鯛に、土壌細菌を混ぜた餌と混ぜない餌の二つのイケスを用意し、比較を行いました。

海藻が生えなくなるような悪環境の海の中で、土壌細菌を混ぜた餌の真鯛は腸内細菌が安定するので、ストレスを感じなくなり、ドス黒さがなくなります。

ストレスの話で思い出しました。私は一九八五年に映像の制作会社を立ち上げ、バブルの影響もあり、仕事がトントン拍子で業績を上げ、三年後には、テレビコマーシャルや大手の企業のビデオを製作するようになりました。

海外ロケも二カ月に一回はあり絶好調でした。しかし一九九一年に不動産業界の仕事をして海外ロケやヘリコプターを飛ばしお金をかけて製作していましたが、そこの不動産業者がいい人だったので、良くない土地をつかまされて、真っ先に私だけバブル崩壊。

世間ではまだバブル真っ盛りでしたが、私の会社への支払いが行われず、四人の社員への給料も払えない状態になりました。

私のストレスは最高潮に達し、胃が痛くなり、血反吐《ちへど》まで吐くようになりました。

車を運転していて胃が痛くなり始め、我慢できなくなり交番に駆け込み、救急車を呼んでもらったこともあります。

その後、映像製作からマルチメディアに切り替え、また業績を伸ばし始めました。一九九八年に社員の数は、一三人になり、売り上げも順調に伸ばしました。

二〇〇〇年に今度はネットバブルが弾けるのです。一気に仕事はなくなり、売り上げがなくなりました。家賃や社員の給料だけで、毎月何百万円も出ていくのですが、一円もお金が入ってこないのです。

社員の給料を払うのに三〇〇〇万円ほど借り入れをしましたが、あっという間に底をつき、社員も一人辞め、二人辞めと減っていきます。残った社員に給料を払うために、消費者金融から借り、その時の金利は二九％でしたので、雪だるま式に借金が増え、普通でしたら胃は痛くなるどころか、前途を悲観して自殺を図ってもおかしくはない状態です。

しかし、その時、すでに土壌細菌を飲んでいたのです。胃は痛くならないし、なんとかなると思っていました。そんな状況でも腸内細菌が安定しているとストレスを感じないのです。社員からは、社長は危機感がないと怒られました。なんの話をしていたかというと、腸内細菌にもダメージを与えるような、汚染された海の中、さらに狭いところで飼われていても、腸内細菌を投入されたらストレスを感じないということが言いたかったのです。私はそれを体験しているのです。

養殖真鯛のドス黒さが取れたということは、ストレスを感じることなく育っているということです。絞めて二日後でも生臭くなく、ハラワタがプリプリだったのは、細胞に抗酸化作用があるということです。

ポリフェノールなどの抗酸化作用のある食品を取るのは老化を防ぐと言われていますが、腸内細菌がしっかりしていれば、同じように細胞に抗酸化作用があるのです。

エピローグ

私たちは、少しずつ毒を食べて静かに自殺を図っている状態です。その毒は直接的には人体に影響がないとされ、許可されていますが、腸内細菌には猛毒です。

腸内細菌をやっつけてしまえば、身体中で使われる栄養や酵素、ホルモンができなくなります。体はそれでも生きていこうと頑張り、体の仕組みを変えて、生き続けようとします。

しかしどこかに無理があるので、どこかに歪みを生じ、自分の一番弱いところからおかしくなって病気になっていくのです。

ちゃんと腸内細菌がいれば健康に生きていけるのに、腸内細菌を殺すことによって病気にさせられているのです。病気ではありません。人災といってもいいかもしれません。

腸内細菌のバランスを保つには、農薬のついていない野菜を食べるとか、発酵食品をたくさん食べるとかいくつか方法はありますが、完璧ではありません。

完璧なのは、大自然のジャングルに住んでそこらへんのものを狩猟や採取して生活するしかありません。しかしそれは無理なので、腸内細菌を補給するという手があります。

自然の動物は、泥のついたものを平気で食べます。そうやって土壌細菌を補給しているので、人も土壌細菌を食べても問題はないでしょう。

土壌細菌を補給すると、今まで作れなかった身体中で使われる物質を作るので、元に戻るだけです。病気が治るのではなく元の健康な状態に戻るだけです。さらに免疫力がついて、風邪なども引かなくなります。引いても重症化しなくなります。

腸内細菌や土壌細菌の研究が世界中で進み、もっと多くの細菌が環境や健康に関係しているのではないかと言われ始めました。

ビタミンであろうが、アミノ酸であろうが、コラーゲン、軟骨、セロトニン、ドーパミン、インスリンなど身体中で使われる物質のおおもとは腸内細菌が作るのです。

青汁を飲んでもセルロースを分解する腸内細菌がいなければ、せっかくいいものでも体に取り込めません。

人の健康は自然から遠ざかれば遠ざかるほど悪くなっています。いちばんの問題は、植物のための土壌環境や動物のための腸内環境の主役である細菌たちをないがしろにしているからです。

人のみの力では土壌環境を良くすることはできません。人のみの力では腸内環境を良くすることはできません。

三八億年かけてこの仕組みを作って来た細菌にしかできないのです。

土壌細菌に大いに活躍してもらいたいと思います。


お問い合わせはメールでバイオスフィアラボまでお願いいたします。

info@biosphere-lab.com

最後に

様々な細菌がいると匂わない。
様々な細菌がいるとストレスがない。
様々な細菌がいると清々しい。
様々な細菌がいると健康でいられる。
様々な細菌がいることが衛生的。

腸内細菌はすごい！

著　者　　佐々木　淳
発行者　　真船美保子
発行所　　KK ロングセラーズ
　　　　　東京都新宿区高田馬場 2-1-2　〒 169-0075
　　　　　電話（03）3204-5161（代）　振替 00120-7-145737
　　　　　http://www.kklong.co.jp

印　刷　　中央精版印刷（株）　　製　本（株）難波製本
落丁・乱丁はお取り替えいたします。※定価と発行日はカバーに表示してあります。
ISBN978-4-8454-5112-8　Printed In Japan 2020
本書は2017年7月に弊社で出版した書籍を新書判として改訂・改題したものです。